Fast Asleep

4週間で誰でも寝つきがよくなる

最速入眠プログラム

マイケル・モズリー
（英国医師会最優秀医学ジャーナリスト）

井上麻衣 訳

CCCメディアハウス

はじめに

眠らない人間などいない。わたしたちは実に人生の3分の1近くを、睡眠という奇妙な無意識の状態で過ごしている。それなのに、そもそもなぜ眠るのか、どれほどの睡眠が必要なのか、夢は心の健康にどんな役割を果たしているのかといったことは、いまだによくわかっていない。

明るいニュースもある。睡眠とその重要性に関する理解は、この20年で飛躍的に進歩した。少し前まで、睡眠不足を自慢するような風潮があり、ごく短い睡眠時間でやっていける人間こそ、ビジネスや政治の世界で成功すると考えられていた。英国の元首相マーガレット・サッチャーは、ほとんど眠らなくても仕事ができる人間のまさに典型だった（実際には、サッチャーの睡眠神話は巧妙につくられたものだったのだが）。睡眠不足が共感力や判断力におよぼす影響を訴えれば、白髪頭の医療コンサルタントに「睡眠は弱虫のものだ」と言い返されたこともある。誰かの言葉にもあるように、「死んだら眠る時間はいくらでもある」ではないかというのだ。

だがいまや、睡眠のとらえ方は大きく変わった。研究が進んだおかげで、短すぎる睡眠は体や脳、体内の微生物叢《そう》（腸内細菌）に悪い影響を与え、肥満や2型糖尿病、認知症といったさまざまな慢性疾患のリスクを劇的に高めることもわかっている。

睡眠というのは、量だけではなく、質も大切だ。質のよい睡眠が不足すると、うつ病や記憶障害を発症しやすくなることが、幅広い研究によって示されている。成人人口の3分の1が不眠症に悩んでいるというのだから、他人事ではない。

ありがたいことに、睡眠の質を改善する方法がある。驚くべき、そして効果抜群の方法で、寝つきがよくなり、たっぷりと熟睡し、さわやかに目覚められるようになる。そのおかげで、もっと幸せに、もっとクリエイティブになり、寿命まで延びるかもしれない。

本書を書こうと思った一番の理由は、長年、睡眠のことを考え続けてきたからだ。それは、科学的関心からだけでなく、とても個人的な問題からでもある。この20年間、わたしは夜中に目が覚めてしまうという不眠症に苦しんできた。もうお手上げというところまできていた。何が問題なのかが知りたかったし、切実に、状況を改善する方法を見つけたかった。

昔から眠れなかったわけではない。10代の頃は、いつだろうと、どこだろうと眠れた。証明写真の撮影ブースの中で居眠りして最終電車を逃したことや、公衆電話ボックスで眠ってしまったこともある。わたしにとって、眠りは自然に訪れるものであり、寝つきが悪い、眠りが浅いなんて悩みとは無縁だった。

もちろん睡眠不足になることもあったが、自分からそうしていただけだ。ティーンエイジャーの頃は、みんなと同じようにわざと無茶をしてみせ、医学生になってからは、遅くまで友人たちと盛りあがり、そのままの勢いで一夜漬けの勉強、なんてこともざらだった。いま思えば、まったく非生産的なことをやっていたわけだ。詳しくはのちほど説明するが、記憶を定着させるには睡眠が必要なのに。

医学部の教育課程が進むにつれ、睡眠は貴重だと思うようになっていった。数時間眠っただけでは頭が働かないのだ。イライラはピークに達し、判断力も共感力も鈍ってしまう。だがそんな状況でも、寝つきは悪くなかったし、わずかな時間でも熟睡はできていた。不規則な勤務時間のせいで睡眠パターンは乱れがちだったとしても、寝つくのは早かった。

これが20代後半になると、状況が一変する。結婚し、テレビ業界でのキャリアもスタートしていた。職場にいる時間は長くなり、スケジュールなどあってないようなものだった。それでも、医学部にいた頃よりはましだった。一方、妻のクレアは新米医師として、週に120時間の勤務をこなしていた。夜に何時間か細切れに睡眠をとるだけで、3、4日ぶっ通しで働くなどざらだった。それでまともな思考が保てるはずがない。激務が続いた週には、手術中に立ったまま居眠りしてしまったこともあったらしい。幸いすぐに目が覚めて、誰にも気づかれずにすんだのだが。

仕事は起きている時間のほとんどを侵食し、睡眠時間さえもおびやかし始めていた。クレアは家に帰って眠ることもあったが、夜中に目を覚まし、患者が見つからないといっては、わたしを起こしていた。睡眠不足のせいで、クレアの頭の中では、患者は食器棚の中で迷子になったり、下の部屋でクレアを待っていたりするのだった。よくある睡眠時随伴症（眠ったまま歩く、話すといった、睡眠中に見られる異常な行動の総称）の症状だった。

１９９０年代の初めには、子どもも生まれていた。すると当然、夜中に何度も起きなきゃならなくなる。わたしたち夫婦は４人の子どもに恵まれたのだが、それはつまり、たっぷり10年は赤ん坊にかかりっきりだったということだ。

40代にさしかかる頃には、クレアは開業医として、以前よりは規則正しく働けるようになり、夜中に子どもたちに起こされることもなくなっていた。一方、わたしはというと、不眠症の典型的な症状が現れはじめていた。寝つきが悪くなり、あれやこれや考えながら、深夜3時になっても一向に眠れない。そうやって何時間も横になっていたこともある。かつては喜びであった睡眠に、不安を感じずにはいられなくなっていた。今夜こそよく眠れるだろうか？　やっぱり眠れずに、明日の朝もぐったりしているんだろうか？　朝までぐっすり、なんてあるわけないだろうか？

とこういうわけで、なぜこんな状態になったのか、昔のように気持ちよく、ラクに眠るにはどうすればいいのかを自然と考えるようになった。睡眠の謎に迫るテレビ番組も制作し、睡眠ブームの先駆けにもなった。そのなかで、たくさんの研究者や、まったく新しい、魅力あふれる睡眠研究の世界を知ることができたのだった。

深刻な睡眠不足がおよぼす影響を解明しようと、不眠の世界記録（非公式）を持つ男性と一緒に、どのくらい寝ないでいられるかを実験したこともある。その男性は、とくに苦労もなく、何日も寝ずにいることができるのだ。成功の秘訣はどこにあるのか？　わたしがとっくに諦めたことを、彼はどうして続けられるのか？

それから、頭や体のあちこちに電極を貼りつけて、睡眠研究室で何日も夜を過ごした。睡眠薬はもちろんのこと、人を眠らせないようにする薬も飲んだ。消防士から医師、宇宙飛行士、警察官まで、何百人という人たちに、睡眠についてインタビューもした。さらには、食事と睡眠の関係や、睡眠の質を向上させるさまざまな方法を検証したのだった。

この本の構成

あなたは、夜眠れずに悩んでいる人だろうか。それとも、目を閉じ、夢の世界をたゆたっているあいだに起きていることに、ただ興味があるだけだろうか。

この本ではまず、睡眠を科学の面から考察する。睡眠とは何かを知るきっかけとなった研究や、そこから明らかになったさまざまな見解を振り返る。いわゆる睡眠障害とはどういったもので、なぜ起こるのか？　慢性的な睡眠不足に陥ると、脳や体にどんな反応が起こるのか？　夢がなぜ重要で、どう役立てればよいのか？　といったことなどだ。

より理解しやすいよう、わたし自身の体験も織り交ぜつつ、そのなかで見出した驚くべき発見について、裏づけとなる研究も提示していく。

基礎知識をおさえたところで、次のパートでは、よく眠るための方法に焦点をあてる。結局のところ、この本を読んでいるということは、いつもではないにせよ不眠症に悩まされているか、悩んでいる人が身近にいるに違いないのだから。

これからご紹介するのは、現代科学から生まれた最高の睡眠プログラムだ。実行すれば、数週間のうちに生活がよりよい方向に変わってくるはずだ。

重要なポイントは、睡眠効率を高めることだ。睡眠効率とは、よく眠れているかどうかを判断する基準で、寝つくまでの時間や、眠れずにイライラしながら横になっている時間に対して、ぐっすり眠っている時間の割合を表す。睡眠効率85%が目標となる。

わたしの熟睡プログラム（安眠プログラム）は、ふたつのアプローチが中心となる。どちらも斬新な手法で、最新の科学研究に基づいている。

ひとつめは「睡眠制限療法」だ。不眠症を解消する最も効果的な方法は、短期間の睡眠制限により脳を再起動させることだと聞けば、驚くかもしれない。「睡眠制限療法」とは、いささか矛盾しているようだが、「睡眠時間を減らす」療法である。要するに、ぐっすり眠るために、ベッドにいる時間を減らせというわけだ。

ベッドでできるだけ長い時間を過ごそうとすることは、睡眠に問題を抱えている人がやりがちな過ちである。眠りもせずにただ横になっているのは、多くの人にとっては休息どころか、ひどいストレスになる。しかも、ベッドにいることと、眠れずにイライラしていることを脳が関連づけてしまい、最悪の行動パターンが定着してしまうのだ。

睡眠制限療法は、薬物療法などの方法と比べてもはるかに効果があり、その効果が長期にわたり持続すると研究によってわかっている。

もうひとつのアプローチは、食事、とくに睡眠の質を高めるといわれる食べ物を積極的に摂ることだ。「七面鳥を食べると眠くなる」「チーズを食べると悪夢を見る」なんて迷信は忘れてほしい。マメ科の野菜や食物繊維の豊富な食べ物をたくさん食べ、糖分の多い夜食を控えること、それこそが熟睡のレベルを一気に高め、気分も改善する最も効果的な方法だ。

食物繊維の豊富な食べ物は、腸内の何兆個もの「善玉菌」に栄養を与え、その善玉菌が、ストレスや不安を軽減する化学物質を生産してくれる。だが、理由はそれだけではない。すばらしい科学の世界へと、みなさんをお連れしたいと思っている。

実用面にも配慮し、妻のクレアとフード・ライターのジャスティーン・パティソン考案の、善玉菌が（もちろん食べる人間も）喜ぶ食材をふんだんに使ったおいしい料理のレシピをご紹介する。

この本を楽しんでいただければ幸いだ。何よりも、読者の皆さんがぐっすりと眠れるよう願っている。

第1章

「睡眠」への目覚め 17

第4章 効果抜群の睡眠改善法 99

第1章

「睡眠」への目覚め

「はじめに」でも語ったように、わたしたちは人生の3分の1（約25年）もの時間を睡眠に費やしているにもかかわらず、つい最近まで、睡眠とは何かをほとんど理解していなかった。１００年前は、眠りとは脳が電球のように「スイッチを切っている」状態だと考えていたのだ。

電球ほど、睡眠の習慣を大きく変えてしまったものはない。その電球を発明したアメリカの発明家トーマス・エジソンは、睡眠を「時間の無駄」だと思っていた。エジソンによると、睡眠時間は5時間もあれば十分で、それ以上眠るのは贅沢だという。「多くの人が、ただそうしたいからというだけの理由で、完全に食べすぎ、眠りすぎになってしまっている。必要以上に食べたり眠ったりするから、不健康で非効率になるのだ」とエジソンは言っている。

エジソンのこの考え方は、実は完全に間違っている。睡眠への理解が乏しかったのは、20世紀に入るまで、睡眠とはこういうものだと実証する方法がなかったからだ。数値で測れるものを好む科学者にとって、睡眠はあまりにとらえどころがなかった。天空を調べる手段がないうちから惑星の動きを解明しようとするようなものだ。

その睡眠研究を大きく発展させた立役者のひとりが、一風変わったドイツの精神科医、ハンス・ベルガーだった。

睡眠時の精神状態を読み解く

ハンス・ベルガーの貢献は、脳波検査法（Electroencephalography：ＥＥＧ）を確立したことだ。頭に取りつけた電極で人間の「脳波」を測定するという方法である。

ベルガーは１９２４年に初期の脳波計を完成させていたが、その業績は長いあいだ無視されていた。ただの変わり者だと思われていたのだ。「テレパシー」の存在を強く信じていたというのだから無理もない。そもそもベルガーがＥＥＧの測定器を開発したのは、人間が超能力を使ってコミュニケーションできることを証明するためだった。

ベルガーのテレパシーへの執着は、騎兵隊の隊員であった若い頃の出来事がきっかけとなっている。ある日、訓練中に乗っていた馬が突然棒立ちになり、ベルガーは騎砲の車輪の前に投げ出された。命に別状はなかったものの、激しい精神的ショックを受けた。あとになって、そのとき実家にいた姉が、弟の命の危機を予感し、父親にベルガーの無事を確かめる電報を打たせていたことを知る。

ベルガーは、事故の際、自分が超能力によって強烈な苦痛のサインを発し、それを姉が察知したのだと信じていた。よほど確信していたのか、医師になるための教育を受ける決心をし、精神科医となった。テレパシーが存在することを証明したいがために、そこまでしたのである。

わたし自身はテレパシーの存在を信じていないが、人間の脳は電気信号を発していて、頭蓋骨に取りつけた電極を通して信号を「読み取る」ことができるというベルガーの考えには、完全に同意する。最新の脳波計は、ベルガーの開発したものに比べてはるかに進歩しているが、本質的には何も変わっていない。

理想的な睡眠

1924年には、脳波計を使えば人間の脳波を調べることができると、ベルガーによって示されていた。それでも、睡眠研究に脳波計を有効活用できるようになるまで、そこからさらに27年を要したのだった。

1951年12月、シカゴ大学に通う貧しい学生だったユージン・アセリンスキーは、画期的な睡眠実験の被験者として、8歳の息子のアルモンドを研究室に連れてきた。息子の頭を洗って脳波計の電極を貼りつけると、眠りに落ちるのを待った。それから、隣の部屋で寝ている息子の様子を記録したのである。

アセリンスキーにとって、これはいちかばちかの実験だった。すでに30歳になっていたアセリンスキーだったが、バラック暮らしで、妻は出産を控えていた。光熱費はもちろん、分割払いで買ったタイプライターの支払いにすら困るほど生活は困窮していた。何か大きな研究成果を、それも早急にあげる必要があった。

脳波計を使って眠っている人間を夜通し観察するなど、前代未聞の実験だった。アセリンスキーは、それを幼い息子を被験者にして実行したのである。

最初の1時間は何事もなく過ぎた。だがしばらくすると、脳波計が脳の活動を示しはじめる。記録上は、アルモンドは目覚めているかのように見えた。アセリンスキーは息子のいる部屋に行き確認したが、アルモンドは熟睡している。ただ、まぶたの下で眼球がすばやく動いているのに気がついた。

アルモンドを起こして話を聞くと、はっきりとした夢を見ていたと答えた。これこそが、歴史に残る大発見だった。アセリンスキーは翌日も実験を繰り返したが、同じことが起こった。アルモンドが眠りに落ちてから数時間すると、眼球のピクピクした動きと同時に、脳波計が脳の活動を記録しはじめるのだ。大人を被験者に実験した場合も、結果は変わらなかった。

アセリンスキーは、睡眠理解に革新をもたらした。睡眠という惑星に最初の探査機を送り込み、そこは何もない退屈で殺風景な世界ではなく、脳が驚異的に変化している場所だと発見したのだ。睡眠研究は、最先端の研究になろうとしていた。

しかし、突破口を開いたにもかかわらず、アセリンスキーは睡眠への興味をすぐに失ってしまう。1954年に研究結果を発表したあとは、サケの脳の電気的活動へと研究テーマを移し、その後、車の事故で亡くなった。運転中の居眠りが原因だといわれている。

実のところ、眠っているあいだに何が起きているのだろうか？

わたし自身、被験者と観察者（こっちのほうが楽しかった）の両方の立場で、幾度となく睡眠研究室で夜を明かしてきた。人が眠りに落ちるところや、自分が眠っている姿を見たことがないという人は、ぜひ一度試してみることをお勧めする。とても興味深い体験になるはずだ。

先にも述べたように、その昔は、睡眠とは電球のスイッチを切るようなもので、目覚めているか、眠っているか、そのどちらかの状態しかないと考えられていた。だが、それほど単純な話ではないことが現在では明らかになっている。

睡眠には、浅い眠り、深い眠り、レム（Rapid Eye Movement：急速眼球運動）睡眠の3

ヒプノグラム（睡眠図）

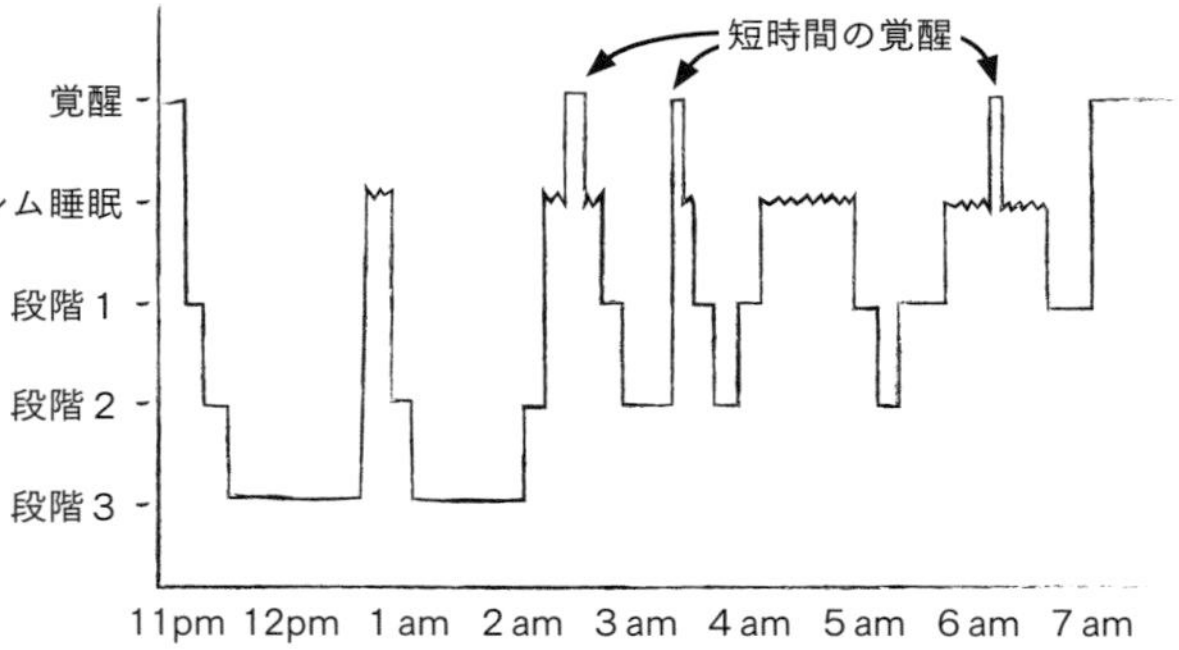

つのパターンがある。睡眠中、約90分周期でパターンが何度も切り替わる。

ヒプノグラム（睡眠図）を見ればわかるように、深い眠りは睡眠の前半に集中し、後半はレム睡眠が中心になる。ほとんどの人が一晩に2、3回覚醒するが、運がよければ（わたしの妻のクレアのように）自分が目覚めたことに気づかないままだ。だが運が悪ければ、すっかり目が冴えて眠れなくなる。

短時間の覚醒

ベッドに入り目を閉じると、まず浅い眠りに入る（段階1）。この時点ではうとうとしているだけなので、簡単に覚醒する。隣の部屋で犬が吠えたり、横で眠っている人が大きないびきをかいたりすると、目が覚めてしまうだろう。

段階1（通常は10分程度）を過ぎると、眠りは深くなっていく。

眠っているときの状態は、夜の海を楽しげに潜っていくアシカのようだと考えている。数年前にフリーダイビングの映像を撮影したことがあるが、ダイバーは酸素ボンベもなしに海の深いところまで潜っていた。光り輝く水面から海底の闇へとすいすい進んでいく姿にほれぼれしたのを覚えている。そうはいっても、眠りにつくことが喜びどころかストレスになっている人もいるだろう。

段階2もまだ「浅い眠り」の段階ではあるのだが、就寝前に下がりはじめていた深部体温（普通は直腸体温計で測定する）がさらに低くなる。心拍数も減り（わたしの場合、1分間に60回だったのが55回ほどになる）、呼吸もゆったりと安定してくる。

段階2の最初に、「入眠時ひきつけ」あるいは「睡眠時けいれん」と呼ばれる反応が起こる。深い眠りに入ろうとするときに筋肉が不随意にひきつることで、ほとんどの人に見られる。たいていの場合、体がピクピクする程度だが、なかには激しく動く人もいて、横で眠っている人にとってはあまりうれしいものではない。ストレスが原因のことも多いが、この先で紹介する方法を試してもらえば、よく眠れるだけでなく、「夜のちょっとしたダンス」で人に迷惑をかけずにすむようになるはずだ。

何事もなければ、うとうとし始めてから1時間以内に、段階3へと移行する。いよいよ深

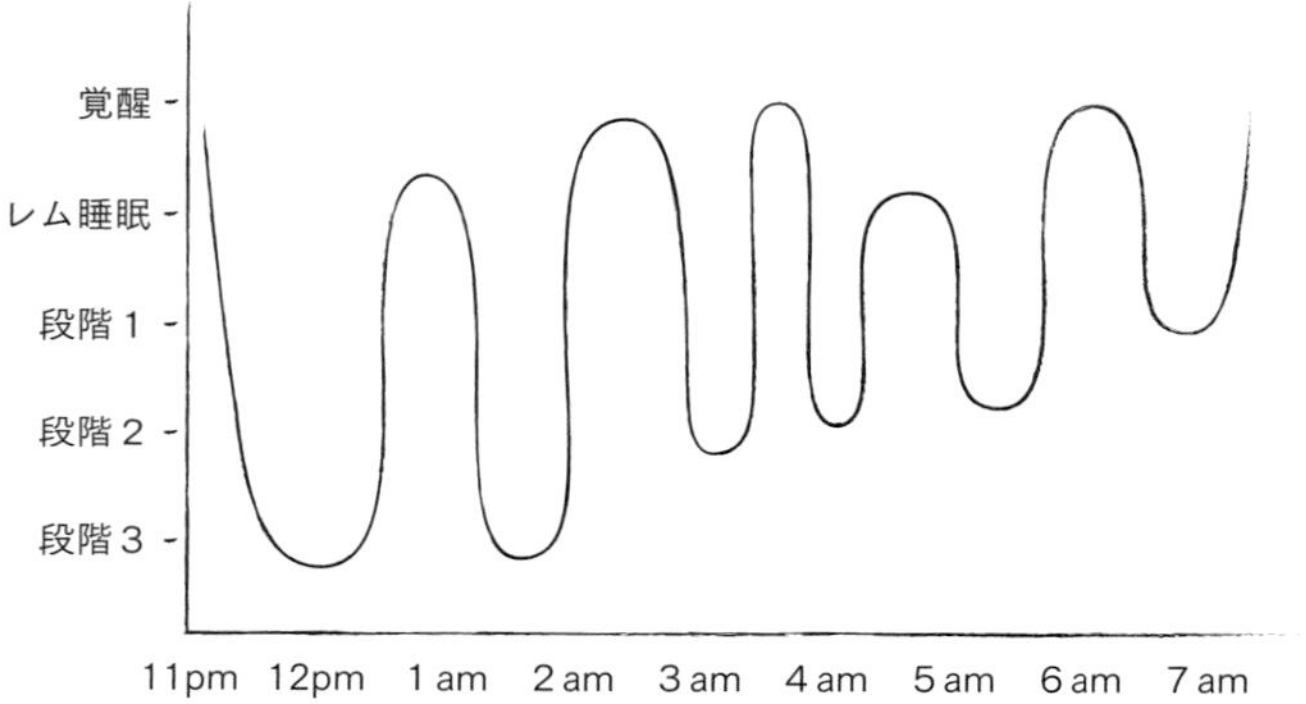

い眠りに入るわけだ。脳波計がゆったりとした大きな波形を示すことから、「徐《じょ》波《は》睡眠」とも呼ばれている。脳の何億というニューロンが一瞬おきに発火と停止を繰り返し、その活動が大きな激しい波となって脳内を駆けめぐる。波形がモニターに現れると、思わず見入ってしまうほどだ。

深い眠りに入ると、最もリラックスした状態になり、そう簡単に目が覚めることはない。しかし、脳は休んでいても、体は忙しく働いている。実はこのとき、生命維持のためのさまざまな修復作業が行われている。たとえば、脳の下垂体は細胞の成長や修復に不可欠な成長ホルモンを分泌しはじめる。また、体の免疫システムを増強する時間でもある。

深い睡眠が不足すると、体はサイトカインを十分に生成できなくなる。サイトカインはタンパク質の一種で、免疫システムを制御する働きがあり、感染症との闘いにも欠かすことができない。睡眠不足になると風邪をひきやすくなったり、インフルエンザ・ワクチンなどの効き目が弱くなったりするのは、サイトカインの不足と関係している。

深い眠りは深いリラックス状態をもたらすと同時に、奇妙な行動が生じる時間でもある。寝ながら歩いたり、しゃべったり、ときには何かを食べたりすることもある。この症状については第２章で触れる。

深い眠りと脳のクリーニング

若い頃、ギリシャ神話をよく読んだものだが、とりわけお気に入りだったのが英雄ヘラクレスだった。ゼウスの息子のヘラクレスは、不可能とも思える12の試練を成しとげれば（ヘラクレスの12の難業）不死の身になれると神託により告げられたのだった。

ヘラクレスを最もうんざりさせたのは、一晩でアウゲイアス王の家畜小屋を掃除するという試練だった。アウゲイアス王の家畜小屋は、３０００頭以上の牛がいるにもかかわらず、長いあいだ誰も掃除しなかったという悪名高い小屋だった。どれほどの悪臭を放っていたか想像がつく。それでもヘラクレスは、２本の川の流れを変えることで、積年の牛糞をたった一晩で洗い流したのだった。

この話を持ち出したのは、夜のあいだに頭の中で同じようなことが起こっているからである。脳内にはグリンパティック系と呼ばれる回路があり、それが深い眠りのあいだに活性化して、脳脊髄液を循環させている。アウゲイアス王の家畜小屋に流れ込んだ川のように、髄液が脳組織に浸透して、日中に発生した有害な老廃物を洗い流してくれるのだ。

これはいいニュースでもあり、悪いニュースでもある。人は年をとると、あまり熟睡できなくなる。脳が有害物質をうまく処理できなくなるからだ。若いうちは一晩のうちに数時間の深い眠りが訪れるが、わたしくらいの年齢（63歳）になると、30分も熟睡できればラッキーという具合になる。

問題なのは、脳内に有害なタンパク質であるアミロイドβや、タウタンパク質（アルツハイマー病の原因となると考えられている）が蓄積されることだ。睡眠不足と認知症の発症のあいだには、明らかに関連性がある。

深い眠りを確保するためには、深夜にならないうちに就寝するのがいいとされている。脳が熟睡する時間帯は、夜間前半に集中しているからだ。食事を軽くすることも、眠りをより深めることがわかっている。この点については、第5章で見ていく。

深い眠りと記憶

深い眠りは、脳をすっきりときれいにするだけではない。記憶を整理し、役に立つ記憶を貯蔵庫にしまっておく働きがある。

ごくありきたりの一日のようでも、日中には数えきれないほどの出来事が起こっている。ニュースを聞き、本を読み、仕事に行き、友達と会話し、ＳＮＳをチェックし、音楽を聴く。脳に無数の記憶の種を積み込んでいるわけだ。なかには役に立つものもあれば、さっさと捨ててしまったほうがいいものもある。どの記憶を保存して、どれを処分するか、脳は眠っているあいだ（とくに深い眠りのあいだ）に決定している。

それは携帯電話の中にため込んだ写真や動画を整理するようなものだ。画像を保存するためには、たくさんのメモリが必要になる。空き容量が少なくなってきたら、中身を整理しなければならない。不要になった動画や写真を削除して、新しいデータを保存できるように場所を空けるのだ。

脳は、最新のコンピューターにひけをとらないほど膨大なデータを保存できる。最近の研究では、脳の保存容量は約１０００テラバイト（10億メガバイト）と推定されている。コンピューターなら、本にして20億冊分、映画なら50万本分のデータを保存できる容量だ。

すさまじい記憶容量があるとしても、脳には余計ながらくたを詰め込んでおきたくないものだ。そこで夜のあいだに、重要だと判断された記憶は、海馬（短期記憶を保存する脳の領域）から前頭前野《ぜんとうぜんや》（長期記憶を保存する領域――ハードドライブのようなもの）に移される。

短期記憶の保存領域に残された記憶はそのうち削除される。

学生は試験の前によく寝たほうがいいという理由が、これでおわかりいただけるはずだ。一夜漬けは自滅行為なのだ。ぎりぎりになって必死に知識を詰め込んでも、そんなものはすぐに頭から消えてしまう。「平日に睡眠時間を減らしたぶん、週末にたっぷり寝たらいいじゃないか」と思うかもしれない。だが、残念ながらそうもいかない。記憶は形成されてから24時間以内に長期記憶として定着させる必要があるからだ。

熟睡できる時間は年齢とともに急激に短くなっていくが、それが年をとるともの覚えが悪くなる一因とも考えられるだろう。

近年、カリフォルニア大学バークレー校[*1]において、ある実験が行われている。18人の健康な若者（主に20代）と、15人の年配者（ほとんどが70代）を睡眠研究室に集め、記憶テストを受けさせるというものだ。被験者には就寝前に言葉のペアを暗記してもらい、記憶の程度をテストで確認した。それから被験者に脳波計を装着し、睡眠中の脳波活動を記録する。そして翌朝、言葉のペアをいくつ思い出せるか、再びテストを受けてもらったのだ。

実験の結果、年配の被験者は、深い眠りの長さが若い被験者より75％も短く、記憶していた言葉のペアの数も55％少なかった。また、脳波を分析すると、若い被験者は睡眠中、海馬にある短期記憶の保管庫から前頭前野にある長記記憶の保管庫へと、記憶をより効率的に移動させていることがわかった。

今後に期待が持てる発見もあった。経頭蓋《けいとうがい》直流電気刺激法（頭蓋の表面に微弱な電気を流して脳を刺激する方法）を用いると、年配の被験者がより熟睡できるようになり、記憶力も向上したのだ。とはいえ、第6章を読んでいただければおわかりになるだろうが、深い眠りを促進するには、脳に電気刺激を与えるよりももっと簡単な方法がある。

レム睡眠と感情

ここまで見てきたように、深い眠りは脳内の掃除や記憶の選別に欠かせないものだが、深夜に生じるレム睡眠も、記憶の整理整頓に重要な役割を果たしている。それだけでなく、感情面の問題を解決する働きもある。

夢を見るのはレム睡眠時に限ったことではないが、最も鮮明な夢を見るのはレム睡眠のあいだであり、そうした夢は、嫌な記憶や経験を処理する手助けをしていることがわかっている。レム睡眠のあいだ、体のほとんどの筋肉が弛緩《しかん》するという不思議な現象が起こるが、その理由もレム睡眠中の夢に関係している。強烈で鮮明な夢を見ているときに、激しく体を動かして自分で自分を傷つけないようにするためだと考えられるのだ。そのあいだ、呼吸は短く、浅くはなるが、体の中で活発に動いているのは「目」だけなのである。

レム睡眠中の人間を観察すると、まぶたの下で眼球が激しく行ったり来たりしているのがわかる。なぜそんなことが起こるのか、はっきりした理由はわかっていない。映画を観ているときの目の動きに似ているという説もある。夢は「精神が観る映画」ともいわれているが、目が動くのは、単純に動くものを見ているという可能性もある。

レム睡眠は、感情の処理をどのように助けているのか？　その答えは、左右の脳の奥にある「扁桃体《へんとうたい》」と呼ばれるアーモンド形の神経細胞の固まりが明らかにしてくれる。扁桃体は感情調整の中核となる部分である。まず、この扁桃体が目覚めているあいだにどのような働きをしているか見てみよう。

わたしは軽い閉所恐怖症で、狭い空間にいるとパニックを起こしそうになる。このとき、わたしの扁桃体は「闘争・逃走反応」を引き起こすアドレナリンというホルモンを放出する信号を出す。その結果、心拍数が上昇し、血圧が高く、呼吸が荒くなる。不安な気分になり、汗をかき、ときには吐き気をもよおす。頭のどこかでは悪いことなど起こらないとわかっていても、その場から逃げ出したくてたまらなくなる。

アドレナリンの放出が恐怖反応に影響を与えているわけだが、レム睡眠のあいだは、こうしたストレスの原因となる化学物質を誘発する脳内のスイッチが、オフになっているという。これはうれしい発見だ。つまり、レム睡眠中に恐ろしい夢や不快な夢を見たとしても、そんなにひどい体験だと感じないことになる。起きているときに同じ目にあうほうが、よっぽど怖いはずだ。

考えてみると、レム睡眠中の夢は一種のセラピーだともいえる。パニックに陥ることなく、嫌な記憶や出来事を振り返るチャンスでもあるのだ。そうやってさまざまな感情を処理すれば、気持ちも落ち着くというわけだ。

○クモの夢

この本を執筆中、たくさんの人から夢の話を聞いた。ある人が「セラピーとしての夢」の典型例となる話を語ってくれた。

「若い頃はクモが苦手でした。恐怖というほどではありませんが、部屋にクモがいたら、そこにはいられなくなるほど嫌いだったんです。ある日、暗い部屋に座っている夢を見ました。ドアがあって、下から光がもれていて、そのドアの隙間から小さなクモがはい出してくるんです。隙間はどんどん広くなり、こちらへと出てくるクモもどんどん大きくなります。でもどういうわけか、怖くはありませんでした。どこまでクモが大きくなるのか、ただ見てみたいと思ったんです。そこで目が覚めました。不思議なことに、あの夢を見てから、クモを怖いと感じなくなったんですよ。次にクモを見つけたときは、おろおろするどころか、手でつまみ上げていたくらいです」

眠りが導く成功

レム睡眠にはほかにも利点がある。レム睡眠はわたしたちの想像力を豊かにしてくれるのだ。「一晩寝て考える」という格言は的を射たアドバイスといえるかもしれない。ある研究によると、ぐっすり眠る（たっぷりレム睡眠をとる）ことで、問題の新たな解決策をひらめきやすくなるという。

わたしの場合、なかなか答えが見つからないとき、問題をノートに書き留めておき、翌朝目覚めたときに見直すようにしている。このやり方でうまくいくことが本当に多い。夜遅くに思いついたことや、睡眠不足の頭で下した決断は、あとで後悔することがよくある。眠っているあいだに「ピンときた」という逸話は、例をあげるときりがない。

- イギリスの小説家メアリー・ゴドウィン（メアリー・シェリー）は、生命を創造し、のちになって自分のしたことに恐れおののく科学者の夢を見て、フランケンシュタインの話を思いついた。
- ポール・マッカートニーは、「イエスタデイ」のメロディーを寝ているあいだにひらめいたと言っている。

●もっとすごいのはキース・リチャーズで、ローリング・ストーンズ最大のヒット曲の出だしを夢の中で思いついただけでなく、なんと寝ながらメロディーを演奏していたという。キースは眠るとき、よくギターとテープレコーダーをそばに置いていた。1965年のある朝、ツアーでフロリダにいたキースは、目が覚めて、夜のあいだにレコーダーが回っていたことに気づく。テープを巻き戻すと、自分の演奏が聞こえてきた。そのメロディーこそが「サティスファクション」のイントロだった。

●レム睡眠は脳内の「興奮性ニューロン」の活動である。この神経間の情報伝達のしくみを明らかにしたのが科学者のオットー・レーヴィだが、その大発見もまさに夢がきっかけだった。

1920年の春、レーヴィ博士はいらだっていた。神経は情報を化学信号によって伝達していると確信していたが、研究に17年も費やしたにもかかわらずそれを証明できずにいた。1920年のイースターの夜、レーヴィは夢を見た。目を覚まし、大急ぎで紙切れにメモをすると、また眠りに落ちた。朝になり、何か重要なことを書き残した記憶はあったのだが、メモを見ても走り書きした字が読めず、内容を思い出せなかった。幸運なことに、次の日の夜も同じ夢を見た。このときはすっかり目を覚まし、すべてを書き留めることができた。夢の中で、レーヴィは自説を証明するため、カエルで実験を行っていた。のちにこう書き記している。

「わたしは目が覚めると研究室に直行し、夢でやっていたとおりに、カエルの心臓でちょっとした実験をした」実験は成功し、のちにレーヴィはノーベル生理学・医学賞を受賞している。

十分に睡眠をとらなければ、物事はうまくいかない

睡眠不足で太るのはなぜか

睡眠不足は脳の働きを左右するだけでなく、体のトラブルも引き起こす。血糖値のコントロールが乱れるのもそのひとつで、最終的には、肥満や糖尿病の原因になる場合もある。

数年前、数日の睡眠不足が体におよぼす影響を調べるため、リーズ大学のエレノア・スコット博士の実験に参加したことがある。わたしたちは健康な被験者を集め、彼らの体に活動モニターと持続グルコース測定器（腕に固定して血糖値を測定する装置）を装着した。この装置を使えば、血糖値を継続的に測定するのにいちいち被験者の指を突っつかずにすむ。

被験者には、まず２日間、いつもどおりに寝てもらい、比較基準となるデータを収集した。その後２日間、就寝時刻を普段より３時間遅らせてもらった。

わたしは、自分ができないようなことを被験者にやってもらうわけにはいかないと考えていたし、自分自身の血糖値がどう変化するかにも興味があった。さかのぼること２０１２年、２型糖尿病の診断を受けた際、５：《対》２ダイエット（１週間のうち２日を断食日とするダイエット）を実行し、20ポンド（９キロ）の減量に成功していた。ここにきて、たった数日の睡眠不足で血糖値が悪化するようなことがあるのか、それが知りたかったのだ。

二晩続けて睡眠時間を大幅に削ったあと、わたしはリーズ大学に戻り、スコット博士やほかの被験者たちと再会した。みんなお菓子が食べたいとしきりに言っていた。被験者のひとりがこう言った。

「ビスケットを山盛り食べたくなって、１枚じゃとても足りないから、カスタードクリームをはさんだビスケットを10枚も食べちゃった」

「それって、めったにないこと？」わたしはたずねた。

「朝ごはんにビスケット10枚なんて、どう考えても普通じゃないでしょう！」

ビスケットを食べまくった人もいれば、いつもどおりの食事を続けた人もいるが、睡眠時間を切り詰めると、血糖値は明らかに上昇していた。わたしも含めて何人かは、実験を始めた当初は正常値だった血糖値が、２型糖尿病と診断されるレベルにまで達していたのだ。睡眠時間を戻すと、血糖値も正常に戻った。

スコット博士も指摘しているが、普段から睡眠不足の人は、十分に睡眠をとれている人と比べると太りぎみ、あるいは肥満になりやすく、2型糖尿病に罹患する確率もはるかに高くなることが、さまざまな研究で実証されている。

睡眠不足だとなぜ血糖値が上昇するのか？　スコット博士はこう説明する。

「睡眠時間を切り詰めると、食欲をコントロールするホルモンの分泌が乱れ、空腹感が増し、満腹感を得にくくなります。睡眠不足になると甘いものが欲しくなることもわかっています。カスタードクリームに飛びつきたくなるのも無理はありません。本来なら寝ているはずの時間に目が覚めていると、ストレスホルモンであるコルチゾールの分泌が盛んになります。これがグルコースの値を変化させ、翌日もその影響が続きます」

わたしが参加した実験は小規模なものだったが、近年キングス・カレッジ・ロンドン[*2]の研究者が行ったメタ分析（複数の研究結果を統合し、さまざまな角度から分析すること）によると、睡眠不足の人はそうでない人に比べ、1日に平均で385キロカロリー余分に摂取しているという。これは大きめのケーキ1切れのカロリーに相当する。

疲労がたまると、血糖値の上昇や空腹ホルモンの過剰分泌が起こるが、睡眠不足の影響はそれにとどまらず、脳内の「報酬」にかかわる領域の活動を刺激する。つまり、スナック菓子やチョコレートなどの健康に悪い食べ物がやたらと欲しくなってしまうのだ。

別の研究[*3]では、子どもも同様の影響を受けることが示されている。昼寝の習慣がある3歳から4歳の子どもを集め、昼寝の時間をいつもより短くし、夜もいつもより2時間ほど遅く寝てもらうという実験を行った。

実験の翌日、被験者となった子どもたちの摂取カロリーは、通常と比べて21％（甘いお菓子に限ると25％）も多かった。それから子どもたちには好きなだけ眠ってもらったのだが、その次の日になっても食欲は実験前に戻ることはなく、摂取カロリーは14％オーバーしたままだった。

悪循環

睡眠不足は肥満の原因となるが、体（とくにお腹や首周り）に蓄えられた余分な脂肪は、睡眠を妨げる。まさに悪循環だ。太りすぎが原因の糖尿病を患っていたとき、わたしはまったく安眠できなかった。理由のひとつは激しいいびきだった。体重過多になると、一晩に何百回も呼吸が止まるという睡眠時無呼吸のリスクが大幅に高まる。これが極度の疲労感や空腹を引き起こし、脳にもダメージを与えてしまう。

スウェーデンで行われた研究[*4]では、太りすぎが睡眠におよぼす悪影響が示されている。この研究では、スウェーデン中部の都市ウプサラに住む４００人の女性（平均年齢50歳）を対象としたのだが、半数は標準体重を超えており、いわゆる「中心性肥満」（ウエスト周囲が88センチ［35インチ］以上）の状態だった。残りの半数は、ボディマス指数（ＢＭＩ）が基準値を下回る人たちだった。まず被験者の体重とウエストサイズを測定し、体に睡眠の記録装置を装着して、就寝スペースに移動してもらった。

実験中、被験者は好きなだけ眠ってよかったのだが、その睡眠の質と量には人によって明らかな違いが見られた。標準体型の被験者は、ウエスト周囲に脂肪が多い被験者と比較すると、一晩に平均して25分以上長く眠っていた。さらに、脳の休息タイムである深い眠りの時間は普段より20％、リラックス状態に入るレム睡眠の時間は22％も長かった。

メタボリック・シンドローム

睡眠不足はメタボリック・シンドロームとも深く関係している。メタボリック・シンドロームとは、ウエスト周囲に脂肪が多く、血圧、血糖値、コレステロール値が高めになるなど、さまざまな症状を総合的に指す医学用語で、２型糖尿病や脳卒中、心臓病などのリスクを高める要因となっている。

シンドロームＸとも呼ばれるメタボリック・シンドロームは、イギリスでは成人の４分の１におよんでいる。将来にわたって健康面に深刻な影響を与えることになり、脂肪量、とくに腹部の脂肪（内臓脂肪）の増加だけでなく、インスリン抵抗性なども引き起こす。この状態になると、血糖値を正常に戻すために体がインスリンを過剰に分泌しなければならなくなる。

気分の落ち込み

睡眠不足のときは、怒りっぽくなってイライラするだけでなく、人生が楽しいと思えなくなることもある。一方で、不安や憂うつになると、あまり眠れなくなる。気分が動揺しているときは、休みたい思っているにもかかわらず、体や脳が興奮状態になってしまうのだ。この問題への対処方法は、第４章で取りあげる。

性的欲求

睡眠不足になると、「セックスする元気」がなくなるだけでなく、性ホルモンの代表格であるエストロゲンやテストステロンの分泌も抑制される。これにより、性欲が減退してしまう。

ありがたいことに、たっぷり睡眠をとれば性欲の減退も改善される。１７１人のアメリカ

睡眠不足が健康におよぼす影響

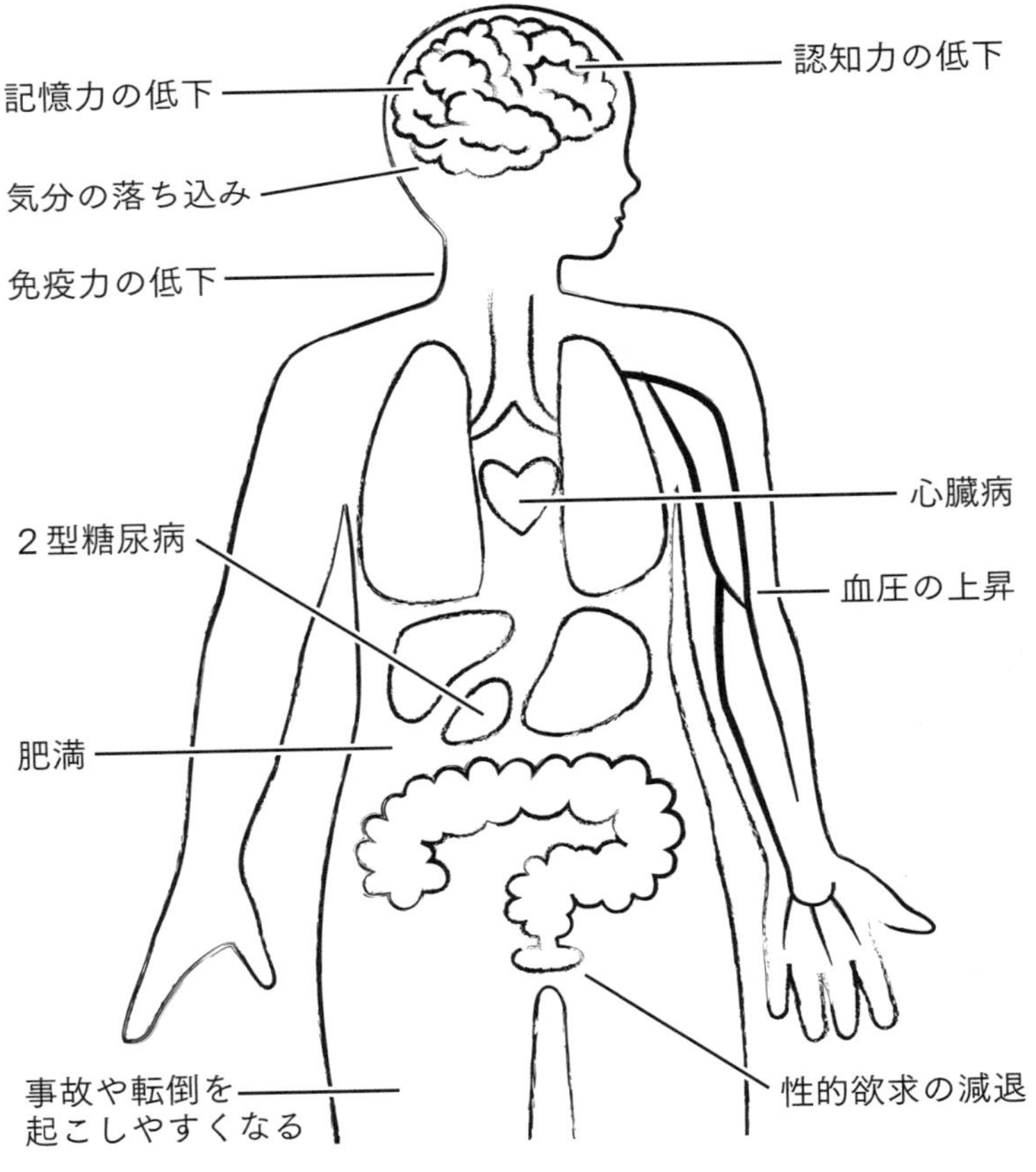

人女性を対象に行った2週間の調査[*5]によると、睡眠時間を1時間長くすると、翌日の夜にセックスする確率が14％上昇することがわかっている。

逆のこともいえるのだろうか？　つまり、セックスの回数が増えると、よく眠れるようになるか？　理論上では、定期的なセックスはオキシトシン（人間同士の絆を深めることから「愛情ホルモン」としても知られている）の分泌を増やし、コルチゾールといったストレスホルモンの分泌を減らすと考えられる。こうしたセックスが睡眠に与えるメリットは、女性よりも男性のほうが恩恵を受けやすいという。

セントラル・クイーンズランド大学が行った最近の研究[*6]では、男性被験者の68％が「セックスによって睡眠の質が改善された」と答えている。一方の女性は59％だった。さらに興味深い発見がある。女性の被験者のうち11％は、パートナーとのセックスによって睡眠が悪化したと答えたのに対し、同じ回答をした男性はわずか4％にとどまっているのだ。

研究者たちは、この男女差を生み出す要因を、男性のほうが女性に比べてセックス中にオーガズムを感じやすいからだと考えている。また、「睡眠という観点から見ると、セックスから得られるオーガズムの効果は高いが、自慰によるオーガズムも、理論上は睡眠の質を向上させる」という。これについては、さらなる研究が必要だろう。

睡眠を記録する

たっぷり睡眠をとることは、脳やウエストサイズ、セックス・ライフにとって重要だということは、もう理解されたことと思う。だが、自分がどれくらい睡眠をとれているのか、どうやってチェックすればいいのだろうか。ほとんどの人は、睡眠研究室を気軽に利用できるわけではない。

睡眠を正確に把握するには脳波計が必要だが、最新の睡眠記録装置（スリープ・トラッカー）を使えば、それなりにきちんとした記録がとれ、心拍数などもあわせて測定できる。わたし自身、さまざまな種類のトラッカーを試してきたが、最終的に「心拍数モニター付きフィットビット・アルタ　HRアクティビティ・トラッカー」に落ち着いている。

「フィットビット・アルタ　HR」は、正規の臨床試験を受けた商品である。最近ではオーストラリアのモナシュ大学が、睡眠研究室において49名の被験者にこのトラッカーを装着し、記録されたデータの正当性を調べている。[*7] その結果、深い睡眠時やレム睡眠時には非常に正確なデータを記録できる一方、睡眠時間については実際よりも多く見積もってしまう傾向があることが明らかになった。目覚めたままじっとしている状態を、実際の睡眠とうまく区別できないことが原因だという。とはいえ、このトラッカーは使ってみる価値がある。また、睡眠日記をつけるのもおすすめの方法だ。

睡眠日記

数カ月間、トラッカーを装着しつつ、詳細な睡眠日記をつけてみたところ、睡眠の量と質に関するトラッカーの記録は正しかったと判明した。わたしの睡眠日記のサンプルを第6章に掲載している（より詳しい内容はfast-asleep.comのサイトでダウンロードできる）。不眠症に悩まされている人はもちろん、自分の睡眠がどんなものかを知りたい人は、睡眠日記は絶対につけるべきだ。その理由についてはのちほど説明する。

睡眠効率

スリープ・トラッカーが提供してくれる情報は、睡眠効率を計算するのにも役立つ。睡眠効率は、熟睡プログラムの核となるものだ。先にも述べたように、睡眠効率とは、ベッドで過ごした時間のうち、実際に眠っている時間の割合を示すものである。

では、わたしの睡眠を例に見てみよう。

わたしは週末も含めてほぼ毎日、11時までにベッドに入り、7時に起床する（熟睡したい、睡眠が大切だというなら、こうした習慣はとても大切だ）。

スリープ・トラッカーの1カ月の記録によると、わたしが夜ベッドにいる時間は、1日に平均して7時間50分で、そのうち実際に眠っている時間は6時間40分だった。夜の残りの時間は、眠ろうと頑張っているか、家の中をうろうろしているか、本を読んでいるかになる。

時間を分に直せば、睡眠効率が計算できる。

(6時間×60分)+40分/(7時間×60分)+50分=400分/470分=85%

85%というのは、実のところかなりいい数値だ。実際には、85から90%のあいだであれば優秀で、90%を超える人はまれである。不眠症の人は70%くらいになるといわれている。

睡眠の段階別の数値はどうなっているだろうか? トラッカーによると、眠っている6時間40分のうち、深い眠りが17%、レム睡眠が18%。残りは浅い眠りということになる。

これも、悪くない割合だ。フィットビット社が実施した最新の臨床実験[*8]によると、トラッカーのユーザーは一晩に平均55分間、目を覚ましたまま横になっていて、トータルの睡眠時間の平均は6時間33分、そのうち深い眠りが15%、レム睡眠が20%だという。

繰り返しになるが、年をとるにつれ、睡眠時間は短くなる傾向がある。フィットビット社の実験結果によると、若い世代の被験者の睡眠時間は平均6時間58分だったが、52歳以上の被験者では6時間33分と短くなっている。深い眠りの長さに顕著な落ち込みが見られ、若い世代の71分に対して、50代以上はわずか50分だった。

フィットビット社の研究では、女性のほうが男性よりもわずかに（1日あたり約25分間）睡眠時間が長くなるという傾向も見られた。成人アメリカ人を対象とするほかの調査でも同様の結果が出ている。

女性は男性に比べ、睡眠に重きを置いた生活をしているともいえる。女性のほうが、睡眠の健康効果をより意識しているのかもしれない。女性は睡眠不足による影響を受けやすいという研究結果も出ている。

まとめ

- 睡眠は「浅い眠り、深い眠り、レム睡眠」という3つの段階に区分できる。
- 睡眠中、約90分の睡眠サイクルを繰り返している。深い眠りは夜間の前半に集中し、レム睡眠のほとんどは後半に生じる。
- 睡眠時間の約半分は浅い眠り。
- 深い眠りは脳をクリアにし、記憶を整理する。
- レム睡眠中に鮮明な夢を見る。そうした夢は感情の処理を助けている。
- 睡眠不足は肥満や2型糖尿病、認知症の発症リスクを高め、血糖値の上昇や気分の落ち込みを引き起こす。性欲も減退させる。
- 重要なのはベッドにいる時間の長さではなく、実際に眠っている時間の長さ。睡眠効率を把握することが、熟睡プログラムの鍵となる。

第2章

何が眠りへと導き、何が目覚めさせるのか

眠りたいという衝動は、一日の最初から、つまり目を覚まし、ベッドから出た瞬間から始まっている。目覚める直前、体内でホルモンが大量に分泌される。そのひとつがストレスホルモンであるコルチゾールで、このコルチゾールの働きにより、体は活動準備に入る。同様に目覚めをきっかけとして、脳内にアデノシンと呼ばれる化学物質が放出される。アデノシンは脳の受容体（レセプター）と結合し、脳の活動をゆっくりにする。脳細胞の活動が抑制されることにより、眠気が起こるのである。

起きている時間が長ければ長いほど、アデノシンのレベルが高くなり、眠気も増していく。そこでベッドに入り、眠りにつくと、アデノシンは分解処理される。

眠気があっても起きていたいというなら、一時的にアデノシンの働きをブロックすればいい

い。世界一有名な精神活性剤、カフェインを摂取するのだ。カフェインは、本来ならアデノシンとくっついて眠気を引き起こすはずの受容体と結合する。その結果、目を覚ましていられるというわけだ。

お気づきの方もいるだろうが、カフェインの作用には個人差がある。カフェインに敏感な反応を示す人もいる。わたしの妻はコーヒー1杯で目が覚めるし、体内での効果もわたしより長く続く。

カフェインは時間が経つと肝臓で分解されるため、効果を期待するなら飲み続けなければならない。カフェインの平均的な半減期は5時間なので、午後6時にコーヒーを飲んだとしたら、体内のカフェイン量は午後11時には半分、翌日の午前4時には4分の1になってしまう。

カフェインに敏感な人なら、お昼に飲んだコーヒーの効き目が夜中になっても残っていて、横になっても目が冴えたまま、なぜ眠れないのかと悩むはめになるだろう。

とはいえ、平均的な数値だけを取りあげると、誤解を生じかねない。カフェインの分解スピードが速い人もいるからだ。「平均的」な半減期は5時間だが、実際には1・5時間から9時間の開きがある。カフェインの分解スピードが遅い人なら、朝飲んだコーヒーの影響を夜中になっても感じるかもしれない。生まれつき分解スピードが速い人は、夜にコーヒーを飲んだとしても睡眠に影響はないはずだ。

カフェインの体内での半減期は、性別、年齢、体重、服薬などさまざまな要素に左右される。経口避妊薬を飲んでいる場合、肝臓のカフェイン分解能力が著しく低下することもわかっている。

最も大きな影響を与えているのが、個々の遺伝子だ。興味があるなら、23andme.comといった企業のサービスを利用して、自分の遺伝子を調べることもできる。企業のウェブサイトから遺伝子試験を申し込むと、数日中にプラスチックの試験管が届く。その試験管に唾液を入れて返送すればいいだけだ。結果は数週間後にインターネット上で確認することができる。

わたしも何年か前にこのサービスを利用したのだが、面白い結果が出た。23andMeの調査によると、わたしは脱毛症やふけ症になりにくく（そのとおり）、尿はアスパラガスのようなにおいがする（それも当たっていた）という。カフェインについては、かなり影響を受けやすい体質なので摂取を控えるべきだとわかった。最近では、朝のうちにコーヒーを数杯飲み、お昼以降はほとんど飲まないようにしている。

体内時計

アデノシンの増加と同様、睡眠への推進力となるのが体内時計だ。脳の深部には、視交叉《しこうさ》上核《じょうかく》（Suprachiasmatic Nucleus：ＳＣＮ）と呼ばれる神経細胞の集団が存在している。眉間から脳に向かってドリルで穴を開けていったとしたら、やがて視床下部にたどりつく。その穴に電極を通せば、時計が時を刻む音が聞こえるかもしれない。

不思議なことに、体内時計は24時間ぴったりの周期で動いているわけではない。時計の針が早く進む人もいれば、遅く進む人もいる。早く進む時計の持ち主はヒバリ・タイプ、つまり早起きの人で、遅れた時計の持ち主はフクロウ・タイプ、つまり夜更かしが好きな人ということになる。体内時計は太陽の光によって毎日リセットされているため、完全に調子が崩れることはない。

目の奥には、視覚とは無関係で、視交叉上核と直結した受容体があり、太陽光をキャッチすると、視交叉上核が消化器など体の各部位に信号を発信する。新しい一日が始まるので、活動の準備をせよ、というわけだ。子どもに向かって声を張りあげるのと似ている。

「起きなさい！　20分したら朝ごはんだぞ！」

暖かい部屋でぬくぬくと目覚めるのは気分がいいものだが、視交叉上核も目覚める前に深部体温（体の深部の体温）を上げて、体を動きやすくしている。

視交叉上核は、早朝にはメラトニン――脳の時計と連動して夜間に分泌され、眠気をおこさせるホルモン（詳しくはあとの章で説明する）――の生成を抑える信号を出し、代わりにストレスホルモンのコルチゾールを分泌するよう指示を出す。

ややこしいことに、体内の臓器はそれぞれ独自の時計を持っている。その時計はメインの時計である脳の体内時計と連動はしているものの、必ずしも支配されていない。たとえば肝臓の時計は、光ではなく食事によってリセットされる。これは重要なポイントだ。体内のさまざまな時計が、外の環境とも、互いにも連動していなければ、困ったことになるからだ。眠れなくなり、食欲や血糖値のコントロールが乱れて体の不調や疲労を感じ、集中力が低下する。こうした状態は「ソーシャル・ジェットラグ（社会的時差ぼけ）」と呼ばれる。タイムゾーンが異なる地域へと旅したときに起きる時差ぼけと同じで、気分は最悪になる。

幸い、ちょっとした微調整によって体内時計をリセットし、体の調子を整えることができる。健康によい食べ物を、適切な時間に食べ、適度な太陽の光を適切な時間に浴びればいいのだ。それを実現するのがこの本の目的でもある。さっさと時計を修理してしまおう。

ヒバリとフクロウ

朝になるとぱっと目を覚まし、元気に一日をスタートする人もいれば、目覚ましを（ふたつほど）セットしないと、仕事に遅れてしまう人もいる。

妻は真夜中を過ぎても平気で仕事をしていられる人間だが、わたし自身は午後10時を過ぎるとベッドにもぐり込みたくなる。わたしがヒバリ（朝型）で、クレアがフクロウ（夜型）だ。パーティーに行っても、わたしは午後11時頃には帰りたくて仕方がなくなるのに、クレアはこれからが本番、といった感じなのである。わたしたちはクロノタイプ（朝型、夜型の違い）が異なっているのだ。このクロノタイプは個人の好みというよりも、遺伝子に基づくものだということが明らかになっている。

遺伝子からわかる睡眠のタイプについて、わたしの場合を例に見てみよう。ここでは、サレー大学（イギリス）の睡眠生物学教授サイモン・アーチャー博士の協力をあおいだ。サイモンはさまざまなテーマに取り組んでいるが、遺伝子マーカー間の連携や、睡眠不足が遺伝子マーカーにおよぼす影響についても研究を行っている。23andMeによる遺伝子試験の結果をサイモンに送り、詳しく分析してもらった。さて、サイモンたちは何を発見したのか？

「そうだな」とサイモンは切り出した。「まず驚いたのは、朝型人間だと推測できる遺伝子マーカーを、きみが3つも持っていることだ」そしてこうつけ加えた。

「不眠症の傾向が高いことを示す遺伝子マーカーや、仕事が原因でストレスがたまり、睡眠効率が落ちている人によく見られる遺伝子マーカーも見つかったよ。データから言えるのは、きみは夜中に何度も目が覚める断片的な睡眠になりがちで、いつも寝不足だってことだ」

サイモンの言うとおりだった。ストレスがたまると、わたしは怒りっぽくなり、ぐっすり眠れなくなってしまうのだ。遺伝子試験は、長年そうではないかと想像していたことをはっきりさせてくれた。わたしは早く進む体内時計の持ち主、つまり早寝早起きが性に合っている人間なのだ。

わざわざ遺伝子試験を受けなくても、朝型か夜型を知る方法はないのだろうか？　そう思った人は、次の7つの質問に、「はい」か「いいえ」で率直に答えてみてほしい。

1 目覚ましをセットしなくても、朝7時までにはすっきりさわやかに目覚めている。
2 午後10時にベッドに入ったとしたら、すぐ眠りに落ちることができる。
3 休日でも、深夜までには就寝している。
4 (反対に) 深夜になってもなかなか眠れない。
5 目覚ましがなければ、朝起きることができない。
6 朝ごはんを抜いたとしても、コーヒーだけで満足できる。
7 朝ゆっくりしてもいいというなら、午前11時、あるいはそれより遅い時間まで寝ていられる。

最初の3つの質問に「はい」と答え、残りの質問に「いいえ」と答えた人は、朝型傾向が強い。答えがその反対だった人は、より夜型だということだ。

ヒバリがフクロウに、フクロウがヒバリに変わるのはなぜか

クロノタイプは、遺伝子だけで決まるものではない。年齢や性別も関係している。

さまざまな年齢層の2万5000人を対象に、クロノタイプに関するアンケートを行うという大規模な研究[*9]が行われている。その結果、子どもの多くがヒバリ・タイプ（朝型）だったのに対し、10代になるとフクロウ・タイプ（夜型）が急激に増えはじめ、20歳前後で夜型傾向はピークに達することがわかった。その年頃になると、スマートフォンを持って自分の部屋にこもり、友人たちとソーシャルメディアで深夜までチャットし、朝はなかなか起きられなくなり、朝食の席では文句を言い、健康的な食事には口をつけず、しゃきっとしたくて通学途中でジャンク・フードやエナジー・ドリンクを買うようになる。

もちろん、こうした行動はほめられたものではないが、何も彼らが悪いと言っているわけではない。思春期になると、体内時計が平均1、2時間遅れてしまうのだ。夜の9時半にはすやすやと眠り、朝の7時にはぱっちりと目を覚ましていた（必要とされる10時間の睡眠をちゃんととっていた）天使のような子どもは、寝なさいと言っても耳をかさず、睡眠時間は7時間を切り、朝の7時に起こそうとすると機嫌が悪くなる、反抗的なティーンエイジャーになってしまう。

性別によっても、クロノタイプの傾向は変わってくる。男性よりも早く思春期が訪れる女性は、夜型化するのが早く、19歳でピークを迎えると、そこからゆっくりと朝型の傾向に戻っていく。一方、男性の体内時計には、特徴として朝目覚める時間がどんどんと遅くなる傾向があり、それが21歳でピークに達し、その状態で社会に適応していかなければならない。しかも男性は、女性に比べて夜型傾向が長く続く。クロノタイプの男女差が見られなくなるのは、50代に入ってからである。

こうした傾向は、親にとっても子どもにとっても深刻な悩みの種だ。衝突も起きるだろうが、どちらの側も、自然の法則に従っているだけなのだ。子どもがまだ小さいときは、親が育て、面倒を見なければならない。だが大きくなってくると、子どもたちは自己を主張し、家の外で暮らしていくための準備を始める。人類の祖先もかつてそうしたように、家族という安全な場所を離れ、自分だけの力で生きていくのだ。親が眠っているあいだ、ほかのティーンエイジャーたちと一緒に遅くまで起きているのは、同じ世代同士で絆を結ぶためのごく自然な手段だともいえる。

問題は、現代社会は「朝寝坊」に寛容ではないということだ。ティーンエイジャーが、体内時計に従って夜更かしし、朝寝坊しようとしても、着替えて学校に行く時間だと親にうるさく言われてしまう。その結果、ほとんどのティーンエイジャーが無理をするはめになる。学生時代に、理想とされている9時間から10時間の睡眠を確保できているのは、全体のわずか25％だという。

手っ取り早い解決策は、学校が始まる時間を遅くすることだ。この方法は多くの学校がすでに実行しており、2016年にはアメリカのシアトル州が、州内のほとんどの中学校と高校で始業時刻を1時間遅らせる（始業時刻を午前7時50分から午前8時45分にずらす）方針を発表している。保護者たちは当初乗り気ではなく、課外授業のスケジュールもすべて変更しなければならなかったため、教師たちも不満だった。さて、やる価値はあったのだろうか？

研究者たちは、この方針をスタートさせる前に、ふたつの学校から170人の学生を集めて活動モニターを装着してもらうことにし、睡眠時間を追跡調査した。その結果、始業時刻を1時間ほど遅らせると、学生たちの睡眠の量が大幅に改善したことがわかったのだ。睡眠時間の平均が6時間50分から7時間24分へと、一晩につき34分も伸びていた。睡眠時間が増えるとともに、成績や出席率も驚くほど向上した。

バージニア州フェアファックスで行われた調査[*10]では、学校の始業時刻を遅らせると自動車事故が減ることが示された。自分で車を運転して通学している16歳から18歳の学生のうち、始業時刻が遅い学校に通う学生は、他校の学生と比較して事故率が9％低くなるという結果が出ている。

夜型を朝型へ

夜型の人間は、10代のうちは親と衝突するだけですむかもしれないが、大人になると生活に支障が生じる可能性もある。

最近、マリーという、3歳と5歳の子どもを育てながらフルタイムで働く母親と知り合いになった。マリーはティーンエイジャーの頃から夜型で、何もないときは、深夜の2時や3時まで夜更かしをして、朝は11時頃に起きてもいいという人間だ。

そうはいっても、小さな子どもがいるとゆっくり寝ていられないし、午前9時始業の仕事をしている。それでマリーは毎晩午後11時頃にはベッドに入るのだが、深夜2時になっても眠ることができない。

結局、朝の7時に、目覚まし時計か、朝から騒ぐ子どもたちに荒っぽく起こされることになる。マリーの配偶者も夜型なのだが、5、6時間しか寝られなくてもとくに問題ないらしい。マリーには無理な話で、毎朝のように、疲れ切って目が覚めるのだった。

運動する、週末の朝寝坊をやめるなど、手短な方法をいろいろと試したものの、マリーには効果がなかった。睡眠薬を飲めば眠ることはできるが、長期的に考えると避けたい手段だった。

そんなマリーのような人に、朗報がある。薬に頼ることなく、3週間で夜型を朝型に変える方法があるのだ。

それは体内時計をリセットするという方法だ。太陽の光を浴びる時間帯と、食事のタイミングを調節することで可能となる。

オーストラリアのモナシュ大学で、これを実証する研究が行われている。研究者たちは、午前2時半頃に就寝し、午前10時頃に起床する習慣を続けてきた夜型の男女22人を被験者として集めた。[*11] そして被験者たちに3週間にわたって9つのルールを守るよう指示した。そのルールとは、次のとおりだ。

1 普段より2時間早く（つまり午前8時に）起床する。
2 午前中、外に出てたっぷりと太陽の光を浴びる。
3 できるだけ早い時間に朝食を食べる。
4 運動は午前中だけにする。
5 毎日同じ時間に昼食を摂る。
6 午後4時以降はカフェインの摂取を控える。
7 午後4時以降は昼寝しない。
8 夜間は明るい光を避け、普段より数時間早く（つまり深夜までには）ベッドに入る。
9 平日だけでなく週末もこのルールを守る。

3週間後、被験者たちは体内時計を2時間も早めることに成功していた。寝る時間が早くなっただけでなく、睡眠誘発ホルモンであるメラトニンの分泌がピークに達するのが、以前よりも2時間早まっていたのだ。

体内時計を調整したことで日中眠気を感じることが少なくなり、被験者たちは快適に生活できるようになった。抑うつ度やストレス指数にも改善が見られ、認知力テストの成績もアップした。そして、肉体的にもより健康になった。

うれしいことに、マリーも9つのルールに従ったおかげで、今ではよく眠れるようになり、朝起きるのもずいぶんラクになったそうだ。

ひとりキャンプ

夜型を朝型にするもっと手っ取り早い方法は、キャンプに行くことだ。数年前、コロラド大学ボルダー校のケネス・ライト博士が、8人の被験者（男性6人、女性2人）をロッキー山脈でのキャンプ旅行へと送り出した。[*12] ライト博士は、被験者たちにリストバンド型モニターと活動モニターを装着してもらい、日光を浴びている時間と睡眠時間を記録した。キャンプ中は、懐中電灯と携帯電話の使用を禁止し、夜間目にする光は、ろうそくかキャンプファイヤーの炎に限定した。

モニターの記録によると、1週間のキャンプ旅行中、被験者たちは普段の4倍もの日光を浴びていた。これが、彼らの睡眠パターンに大きな影響を与えたのである。

キャンプに行く前、被験者たちの平均就寝時刻は午前12時30分だったが、キャンプが終わる頃には午後11時になっていた。睡眠パターンが、日の出と日没のタイミングにより同調するようになったのだ。

血液検査をしてみると、被験者たちの体は、キャンプ前に比べてメラトニンを2時間も早く分泌するようになっていた。たった1週間で、ライト博士はフクロウをヒバリに変えたのである。この方法は、ティーンエイジャーにも効果が期待できるかもしれない。

なぜ目が覚めてしまうのか

午後11時までにベッドに入り、数分で眠りに落ち、目覚まし時計がなくても午前7時頃にさわやかな気分で目が覚める。そんな睡眠がベストだとわたしは考えている。そうできればどんなにいいだろう。昔は当たり前のようにできていたのに、今ではまともに眠れなくなってしまったのだ。

わたしの場合、ベッドに入ってから寝つくまではなんの問題もない。だがほとんど毎晩、夜中に目が覚めてしまうし、結局朝まで眠れずじまいのこともある。つまり、わたしは典型的な不眠症なのだ。

不眠症にはさまざまなタイプがある。なかなか眠れない、あるいは早くに目が覚めてしまうというのもよくある。最も一般的なのは、夜中に目が覚めてしまうタイプで、年配の人に多い。年をとると眠りが浅くなるせいもあるが、膀胱がすぐ満タンになってしまい、夜中にトイレに行きたくなる、といったことも原因と考えられる。

わたしもこの問題には悩まされた。どんなに疲れていても、眠りについてから4時間半で（だいたい午前3時半頃に）目が覚めてしまう。それからトイレに行き、ベッドに戻るのだが、また眠れなかったらどうしよう、この調子じゃ朝は最悪だろうなどと悩みながら、延々とただ横になっているのだ。ようやくうとうとし始めたところで、7時には目覚まし時計に叩き起こされることになる。

数年前、ビクトリア朝時代のスラム街の生活に関する記録を調べていたとき、バージニア工科大学（アメリカ）の歴史学教授ロジャー・イーカーチにインタビューをしたことがあった。イーカーチ教授によると、わたしの睡眠パターン（眠りに落ち、しばらくして目が覚め、また眠りに落ちる）は、産業革命以前によく見られた眠り方だという。なんでも当時の人々は、午後9時頃に就寝し、5時間ほど眠ると、午前2時頃に起床する。それから家事をしたり、友人を訪ねたり、「夜の営み」を楽しんだりして、もう一度ベッドに入り、「第2睡眠」

についていたというのだ。

産業化時代のストレスと電灯の発明がすべてを変えたとイーカーチ教授は考えている。朝まで続けて眠ることが新しい常識となったのだ。この睡眠習慣が一般に普及していくなかで、「第1睡眠」や「第2睡眠」といった概念が社会から消えていった。さまざまな利点（133ページを参照）があり、熱帯の国々ではごく一般的でもあった昼寝でさえ、ほとんどの人がしなくなってしまったのである。

イーカーチ教授は、2相睡眠（2回に分けて眠ること）には長い歴史があるという説の裏づけとして、アメリカ国立精神衛生研究所の精神科医、トーマス・ベーア博士による研究[*13]を示してくれた。

1990年代初頭、ベーア博士はある実験を行った。健康な被験者グループに、毎日14時間暗闇の状態になる実験室で1カ月間過ごしてもらったのだ。実験が終盤に近づくと、被験者たちは夜間、平均8時間眠るようになった。だが続けて8時間眠るのではなく、3、4時間眠り、1、2時間起き、再び3時間から5時間の第2睡眠につくというパターンだった。

エモリー大学（アメリカ・アトランタ市）の人類学者キャロル・ワースマンも、イーカーチ教授の説には一理あると考えているようだ。ワースマンは、産業革命以前の生活を続ける狩猟採集民の睡眠パターンを調査したところ、睡眠の中断や多相睡眠は珍しくないことを発見する。さまざまな部族のデータを集めた結果、4人に1人は夜間のどこかの時点で目覚め、活動していることがわかったのだ。これには人類の進化にも利点があったとワースマンは推測している。遠い祖先が広い戸外で暮らしていた頃は、部族の誰かがつねに目覚めていて、捕食者を警戒することが重要だったはずだ。

わたしのように、夜中にしょっちゅう目覚めてしまう人も、人類が何千年ものあいだ続けてきたことだと考えると、少しは慰めになるかもしれない。こうした研究のことを知り、わたしは「旧式」の睡眠パターンと格闘するのではなく、どうにかつき合っていこうと決めた。最近では、午前3時頃に目が覚めることを前提にして、計画を立てるようにしている。朝早くから活動したい場合は、午後10時半までには就寝するよう心がける。そうすれば、4時間半くらいは「熟睡」できることになる。

午前3時頃に目が覚めたら、ぐずぐずと横になるのではなく、起き上がって別の部屋に行き、音楽を聴いたり瞑想したり、冗談抜きで退屈な本を読んだりする。このための専用の本を用意しているくらいだ。眠くなってきたら（たいていは目が覚めてから約40分後）、ベッドに戻り、3時間ほどの「第2睡眠」につく。

第1睡眠と第2睡眠のあいだは、興奮する（あるいは刺激を受ける）ようなことはしないよう注意している。夜中に目が覚めたとき、もう一度眠りたいというなら、脳を退屈させなければならない。

若い頃とは違って朝まで熟睡することはもうできないと（しぶしぶながらも）認めたおか

げで、気持ちが落ち着き、ストレスも減り、日中にあまりうとうとしなくなった。この方法を試してみて、睡眠とうまくつき合えるようになったという方がいれば、ぜひご一報のほどを。

いびき

尿意とあわせて、睡眠の質を低下させる要因となっているのが、自身や家族のいびきである。わたしの周りにも、いびきをかく人は多い。父のいびきも、それはそれはひどかった。のこぎりで丸太を挽いているような音で、家の反対側にいても聞こえてきたほどだった。わたし自身も、昔はうるさくいびきをかいていた。妻によると、ロンドンに住んでいた頃、わたしのいびきがあまりにひどいので、早朝に向かいのパブに搬入される金属のビア樽の音をかき消してしまうほどだったという。

漫画などに登場する「いびきをかく人」は決まって太った中年男性だが、女性だっていびきをかく。数年前イギリスの新聞に、4人の孫がいる年配の女性が「イギリスで最もうるさいいびきをかく人」として紹介されていた。彼女のいびきは、窓が振動するレベルの112デシベル（低空飛行する飛行機のジェット音より大きい）を記録した。新聞には「ディーゼル・トラックや農業用トラクター、加速する急行列車」と同じくらいの騒音と書かれていた。

当然ながら夫は妻のいびきに耐えきれず、別の部屋で枕に頭を突っ込んで寝ていたのだった。

この女性が同じ問題を抱えていたかどうかはわからないが、いびきは太りすぎが原因のことが多い。首周りが女性の場合は16インチ（約41センチ）、男性の場合は17インチ（約43センチ）を超える人は、まず間違いなく就寝中いびきをかいている。

年をとり、体重が増えていくと、いびきはさらにひどくなる。気管が狭くなり、喉の筋力が低下し、口蓋垂《こうがいすい》（喉の奥にぶら下がっている指のような形をした組織）は柔らかくなる。こうした変化により、息をしたときに、空気が鼻や喉から肺へとスムーズに通らなくなる。流れ込む空気が周辺の組織を振動させてしまい、すさまじいいびきの音が発生するのだ。

いびきと睡眠時無呼吸

いびきはうっとうしいだけではない。閉塞《へいそく》性睡眠時無呼吸（Obstructive Sleep Apnoea：OSA）というより深刻な問題の兆候でもある。閉塞性睡眠時無呼吸は喉の奥の筋肉が緩み、睡眠中、一時的に空気の流れが抑制あるいは阻害されることで起こる。これにより血中の酸素濃度が低下し、さらに血圧の上昇が起こると、心臓発作のリスクが高まってしまう。

つまり、死の危険があるということだ。『スター・ウォーズ』のレイア姫として知られたキャリー・フィッシャーは、飛行機内で心臓発作を起こし、60歳で亡くなった。検視官によると、睡眠時無呼吸を放置していたせいで、動脈壁に脂肪組織が形成されたことが主な死の要因だという。いびきに大した害はないだろうと考え、実に多くの人が睡眠時無呼吸の治療をせずにいる。

最近のことだが、列車で移動中、ジョージという体重の重そうな中年男性が話しかけてきた。ジョージはわたしがダイエットの本を出したことを知っていて、ああいう本は信じないし、自分にはダイエットの必要はないと言ってきたのだった。睡眠に問題はないかとたずねると、ジョージはいつも疲れていると答えた。いびきもうるさく、お酒を飲んだあとはとくにひどいという。配偶者には、睡眠中ときどき呼吸が止まっていると言われたらしい。

気にしてないとジョージは言ったが、わたしは心配だった。とくに、彼が長距離トラックの運転手で、目を覚ますためにエナジー・ドリンクを飲んでいるという話を聞いて、よけい不安になった。そこで、配偶者に頼んで1、2時間のあいだに何回呼吸が止まっているか数えてもらうようアドバイスしたのだった。この場合の「呼吸が止まる」は、10秒かそれ以上息をしていない状態を指す。睡眠時無呼吸で憂慮すべき症状として、あえぎ、いびき、息が詰まったような音、睡眠過剰（日中の極端な眠気）、性欲の減退などがあげられる。あてはまる症状があるなら、医師に相談しよう。

男性の4人に1人、女性の10人に1人は睡眠時無呼吸の症状があるという。残念ながら、大型トラックの運転手は発症しやすい。仕事中はほとんど座ったまま過ごし、食事も不健康で、太りすぎになりやすいからだ。イタリア人トラック運転手905人を対象とした近年の調査[*14]では、約半数が睡眠中の呼吸障害に苦しみ、居眠り運転の傾向が危険なほど高いことがわかっている。

ジョージには、睡眠時無呼吸を放置すると突然死のリスクが通常の2倍に跳ね上がると伝えた。睡眠中、脳が酸素不足に陥ると、アルツハイマー病や認知症のリスクも高まることも。それを聞いたジョージは考え込んでいるようだった。

いびきや睡眠時無呼吸の一番の治療法は、体重を一気に落とすことだとも説明した。わたしが以前、ひどいいびきをかいていたのは、首周りが17インチ（約43センチ）もあったからなのだ。2012年に5：2ダイエットを実行して20ポンド（9キロ）減量したとき、首周りも1インチスリムになったのだった。以来、いびきはぱったりとやみ、家族に迷惑をかけることもなくなった。

ジョージには、一気に体重を落とすことのメリットや安全に実行する方法を知りたければ、わたしの本を1冊買って、ウェブサイト（thefast800.com）にアクセスするようアドバイスした。ジョージは考えてみると言っていた。彼がそうしてくれたことを願っている。

一気に体重を落とすことと睡眠時無呼吸の関係

睡眠時無呼吸はやせ型の人にも見られる症状だが、首周りに脂肪が多い人のほうがはるかに発症しやすい。ジョージにも言ったように、太りすぎの人にとって、いびきや睡眠時無呼吸の最も効果的な治療法は、一気に体重を落とすことである。

フィンランドで行われた研究[*15]によると、軽度の睡眠時無呼吸と診断された、太り気味あるいは肥満の患者に対し、一気に減量するよう指導（12週間、1日の摂取カロリーを800キロカロリーに制限する）したところ、半数以上が睡眠時無呼吸を克服したという。患者たちは平均10・7キロの減量に成功したのだが、睡眠だけでなく、高血圧や高コレステロール、高血糖といった症状も劇的に改善している。

体重を落とせば落とすほど、効果は大きくなることもわかった。15キロ以上体重を落とした患者のうち、90％が睡眠時無呼吸を克服したのに対し、3キロしか落とせなかった患者では38％にとどまった。

睡眠時無呼吸の症状はあっても、太りすぎというほどでもない、あるいはダイエットしたくないという人は、CPAP《シーパップ》装置を使うといいだろう。CPAPとは「持続陽圧呼吸療法（Continuous Positive Airway Pressure）」の略である。ベッドのそばにこの装置を設置すれば、眠っているあいだ、鼻（または口）に装着したマスクへ空気を送り込むことができる。

気圧が気道を押し広げ、呼吸が止まるのを防ぐというしくみだ。

　この装置はまさに救世主となりうる。わたしの同僚の女性は、睡眠時無呼吸の診断を受け、CPAP装置を使うよう医師から指示された。数週間もすると、いつも疲れてくたくただった彼女が元気いっぱいになった。「気分がよくなってみて初めて、毎朝どんなに最悪の気分だったかがわかった」と言っていた。

　元気になって気をよくした彼女は、わたしの勧める「800キロカロリーダイエット」を実践し、15キロの減量にも成功。CPAP装置を卒業し、睡眠クリニックの医師を驚かせている。

　いびきは体重が落ちるのにあわせて少しずつ治まるものなので、その手ごわさにうんざりするかもしれない。だが心配しなくても大丈夫だ。いびきの改善にはターニングポイントがある。最初にあまり変化が見られないからといってやる気をなくさないこと。体重を健康的なレベルまで落とせば効果が表れるはずだ。それに、万一いびきが完治しなかったとしても、体重を落とせば健康面でさまざまなメリットがあることを忘れないでほしい。

　CPAP装置はダイエットに代わる唯一の手段だが、致命的な弱点がある。費用がかかるうえ、移動が多い人にとっては持ち運びに不便で、何より、毎晩マスクを装着しなければならない。ちょっと興ざめな寝姿になってしまいそうだ。

○いびきを防止する装置

ＣＰＡＰ装置以外にも、鼻に貼って鼻腔を広げるテープや、下顎を引っ張って舌を前に押し出し、気道を開く「マウスピース」など、市場にはいびき防止のためのさまざまな装置が出回っている。だが多少は改善されるとしても、減量ほどの効果は期待できない。睡眠クリニックで相談すれば、より自分に合う選択肢を教えてもらえるだろう。無難な方法として、アマゾンなどで、いびきに悩む人に人気の商品やレビューをチェックするという手もある。

いびきの問題がかなり深刻な場合は、口蓋垂軟口蓋咽頭《こうがいすいなんこうがいいんとう》形成術という手段もある。喉の組織を切除し、閉塞している部分を取り除く手術だ。この方法はリスクが高く、回復にも痛みが伴うだけでなく、太りすぎによる睡眠時無呼吸の場合、効果が見られないことも多い。手術によって症状が悪化することさえある。

夜中に聞こえる奇妙な物音

もうおわかりだろうが、モズリー家の夜はなにかと騒がしい。午前3時頃になると、たいていわたしが家の中をうろついているし、クレアも夜中に起きてくることがある。それも、眠ったまま。つい最近など、クレアはわたしの体を乗り越えて、食器棚にしまってある布巾をいじくっていた。何をしているのかと聞くと、えさの時間だから、ハムスターを探しているという。ハムスターなんてもう何年も飼っていないのに。ベッドに戻るよう促すと、クレアはすぐに眠りに落ち、翌朝は何も覚えていなかった。

クレアは「睡眠時随伴症《すいみんじずいはんしょう》」だ。よくある睡眠障害のひとつで、眠っているあいだに不可解で奇妙な行動が見られるというものだ。眠ったまま歩く、寝言を言う、悪夢を見る、眠ったまま食事する、睡眠まひ、眠ったまま暴力を振るう、といった行動は、すべて睡眠時随伴症の症状である。

人口の約10％は、なんらかの睡眠時随伴症を発症しているという。すべての年代に見られる症状だが、とくに脳が発達途中の子どもに多いとされている。

睡眠時随伴症は遺伝する可能性があるといわれている。息子のうちふたりもが、子どもの頃、睡眠時遊行症（夢遊病）を発症していたのもうなずける。真夜中に廊下を歩くなどしょっちゅうで、完全に眠ったまま玄関のドアを開け、ロックアウトしてしまったこともある。誰かが目を覚まして中に入れてくれるまで、半時間近くドアを叩いていたのだった。

睡眠時遊行症は命にかかわる危険を引き起こすこともある。一番上の息子が10歳のとき、滞在中のコテージの2階の窓から、眠ったまま外に出るという事件があった。息子は15フィート（約4・6メートル）の高さから敷石の上に落下したのだ。信じられないほど運のいいことに、近所に住んでいたラッセルさんが、たまたま午前3時頃に外を歩いていた。息子の叫び声を聞いて辺りを探し、意識を失っている息子を見つけて知らせてくれたのだ。わたしたちは息子の頭を氷で冷やし（実は最近、冷やすことで脳損傷のリスクが低減するというドキュメンタリー番組を制作したところだ）、救急車を呼んで近くの病院に搬送した。ＭＲＩでスキャンすると、息子は頭蓋骨を骨折していた。今ではすっかり回復し、心の底からほっとしている。

この1件以来、我が家では、上階の窓が締まっているかをきちんと確認するようになった。幸い、ふたりの息子の睡眠時遊行症は10代の前半で治まっている。

Q&A

Q 眠りながら歩く、ものを食べるといった睡眠時随伴症の症状がでているときは、起こしたほうがいいのでしょうか？

睡眠時随伴症の症状が出ているときに、体を揺すったり大声を出したりして起こそうとすると、患者はいらつき、攻撃的になり、ときには暴力を振るう可能性もある。それよりも、「寝る時間だよ」とやさしく声をかけ、ゆっくり寝室に誘導してあげるのがいいだろう。

Q 睡眠時随伴症はいつ起きるのでしょうか？

睡眠中いつでも起こりうるが、深い眠りから浅い眠りに移行するときに発症することが多い。脳の一部はまだ深い眠りに入っていて意識はないが、ほかの部分は歩いたり、話したり、運転したりできるくらいには目覚めている。真夜中に車を運転して職場に向かい、会社の駐車場で、なぜそこにいるのかさっぱりわからないまま目が覚めたという女性もいる。彼女は、毎晩車の鍵を金庫にしまうことで問題を解決している。無意識状態のときに車は運転できても、金庫の暗証番号を思い出すことはできないようだ。

Q 睡眠時随伴症を予防することはできるのでしょうか？

子どもや配偶者の睡眠時遊行症が、毎晩同じタイミングで現れるというなら、症状が出る半時間ほど前に、やさしく起こしてあげるといいだろう。睡眠サイクルを中断するわけだが、場合によってはこれだけで症状を止められるかもしれない。睡眠サイクルを変えるには、これを毎晩、最低1週間は続ける必要がある。

自分自身や誰かを傷つけるおそれがある場合は、医師に相談すること。認知行動療法や瞑想といった治療法を提案してもらえるだろう。

まとめ

- 起きる―眠るという睡眠サイクルの2大原動力は、アデノシン（睡眠を誘発する化学物質）と体内時計である。
- メインの体内時計は脳にあり、約24時間周期で動いている。体内時計が早く進む人（朝型）もいれば、遅く進む人（夜型）もいる。
- 体内時計は、朝に強い光を浴びることで日々リセットされている。
- 子どもは10代になると、朝型から夜型へと変わっていく。ティーンエイジャーが夜更かしをしたがり、早起きが苦手なのもそのせいである。これには、進化上の理由があると考えられる。
- 夜型の人も、いくつかの単純なルールに従えば、朝型になることができる。
- 眠りの質が悪化する大きな理由に、いびきや睡眠時無呼吸がある。これは首周りに脂肪がつきすぎているのが原因で、一気に体重を落とすことが最も効果的な治療法である。

第3章

睡眠は足りている?

睡眠は脳をきれいに掃除し、記憶を長期保管庫へと移し、想像力を豊かにする、とても重要な役割を担っている。第1章でも見てきたように、睡眠不足は気分の落ち込みや2型糖尿病、性欲の減退[*16]を引き起こしてしまう。

エジソンは睡眠を「嘆かわしいほどの時間の浪費だ」と主張したが、そんなことは決してない。質の高い睡眠を十分にとることは、心と体の健康に不可欠なのだ。とはいえ、「十分に」眠れているかを、どう判断すればいいのだろうか?

アメリカの国立睡眠財団は、年齢に応じて目標とする睡眠時間を定めている。

現代のティーンエイジャーの睡眠時間は、この目標に到底およばない。イギリスとアメリカの子どものうち、必要とされる睡眠時間を確保できているのは半数以下である。オンライ

年齢	推奨される睡眠時間
1～12カ月	14～15時間
1～3歳	12～14時間
3～6歳	10～12時間
7～12歳	10～11時間
12～18歳	8～9時間
18～65歳	7～9時間
65歳以上	7～8時間

ンの世界に夢中の韓国のティーンエイジャーはさらに睡眠状況が悪く、17歳の平均睡眠時間はわずか5・7時間だという。[*17]

大人はティーンエイジャーよりも目標の到達率は高い。とはいえ、アメリカのギャラップ社による調査[*18]では、アメリカの成人の平均睡眠時間は6・8時間だという。1942年時点の数値と比較すると、1時間も短くなっているのだ。

イギリスで実施された調査でも同様の結果が出ており、成人の平均睡眠時間は6・5時間だった。オーストラリアの場合は7時間18分と、やや時間が長くなっている。[*19]

大事な点は、ここでいう「睡眠」が「ベッドにいる時間」を指すということだ。熟睡できている人でも、睡眠時間の15％は目を覚ましたまま横になっているという。7時間ベッドにいるなら、実際に眠っている時間は6時間以下かもしれない。また、こうした「平均値」には別の問題もある。より多くの睡眠を必要とする人もいれば、より少ない睡眠でも大丈夫な人がいるからだ。

では、どうすれば自分が十分な睡眠をとれているかを判断できるのだろうか。「ピッツバーグ睡眠質問票」のようなオンライン上で公開されているアンケートに答えるのもひとつの方法ではあるが、わたしのお勧めは、より手軽な「入眠潜時テスト」だ。

入眠潜時テスト（スプーン・テスト）

入眠潜時テストは、通常は把握するのが難しい「眠りにつくまでの時間」を測るテストだ。日中の眠気は、「睡眠負債」の程度、要するに、夜間に質のよい睡眠が十分とれているかどうかを見極める材料となる。テレビや映画を観ながら寝てしまう人は、「睡眠負債」がたまっているといえる。

このテストの利点は、特別な装置が何もいらないことだ。必要なのは金属のスプーンと金属トレイだけ。これからご紹介する方法は、睡眠研究の権威だったシカゴ大学教授ナサニエル・クライトマンが考案したものである。

週末など都合のいい日を選び、その日の朝はコーヒーや紅茶を飲まないようにする。午後の早い時間帯（午後1時から3時のあいだ）に、金属のスプーンとトレイを持って寝室に行けば、準備完了だ。

部屋を暗くして、ベッド横の床に金属のトレイを置く。時刻を確認しておき、スプーンを握り、その手をベッドから垂らす。最後に目を閉じ、眠りに落ちるのを待つ。眠ってしまうと、スプーンは手から離れてトレイの上に落ち、大きな音を立てるはずだ。その音で目が覚めたら、時計を見て経過時間を確認するという流れだ。

- 目を閉じてから5分以内に眠ってしまった人は、深刻な睡眠不足に陥っている。
- 5〜10分程度の人は、睡眠にかなり問題がある。
- 10〜15分程度の人は、軽度の睡眠不足。
- 15分経っても起きていた人は、とくに睡眠の問題はない。

スプーン・テストほど面白味はないが、より実用的な方法もある。同じようにして午後に寝室へ行き、スプーンを握る代わりに15分後に（携帯電話などの）アラームをセットしておくのだ。さて、アラームが鳴りだす前に眠ってしまっただろうか？

友人のサラは、スプーン・テストの話を聞いて、自分もやってみることにした。サラは普段、深夜にベッドに入り、午前5時に起きる。寝つくまで周囲の物音を聞きながら1時間ほど過ごすそうだが、それでも朝はすっきり目覚めるらしい。

最低7時間は眠るべきだという情報をあちこちで目にしていたサラは、自分の睡眠のとり方が間違っているのではないかと思っていた。そこでスプーン・テストを試したわけだが、見事、「問題なし」という結果が出た。本人にも同じことを伝えたのだが、おそらくサラは、5時間以下の睡眠でも生活に支障が出ない、極めて少数派のタイプだと考えられる。サラの配偶者もスプーン・テストを試したところ、10分以内に眠ってしまったという。

睡眠潜時反復検査

次に紹介するのは、スプーン・テストよりも本格的で、基本的には睡眠研究室において実施される検査である。

被験者は研究室に入室し、脳波や眼球の動き、筋肉の緊張度などを測定する機器を装着して、昼間でも真っ暗で静かな部屋で横になる。そこで被験者が眠りに落ちるまでの時間と、眠りの深さを調べるのだ。20分経ったら被験者を起こし、それから2時間後に、また同じことを繰り返す。最終的に、寝ては起こされるというのを5セット繰り返すことになる。この検査は、ナルコレプシーや特発性過眠症、呼吸障害や日中の異常な眠気といった症状が確認でき、睡眠障害の有無やタイプを診断するのに利用されている。検査を受けるにはそれなりの費用がかかるが、なかなか改善されない睡眠障害の根本的な原因を探るには、最も信頼がおける検査方法だろう。

いちばん睡眠不足なのは?

ティーンエイジャー

ティーンエイジャーは、基本的に毎晩8時間から10時間の睡眠が必要とされている。だがここまで見てきたように、アメリカやイギリスも含めた多くの国において、体や脳の成長に不可欠な睡眠が十分とれているティーンエイジャーは半数にも満たない。子どもたちの夜型傾向にあわせて学校の始業時間を遅らせるべきだと考える理由はそこにある。睡眠不足は、子どもたちの集中力や学ぶ力を制限してしまうだけでなく、攻撃的な態度や危険行動を誘発するおそれもある。平均睡眠時間が7時間以下のティーンエイジャーは、安全ではないセックスを行うリスクが倍になるという研究結果[*20]も出ている。

睡眠不足のティーンエイジャーは、ジャンク・フードを好む傾向もある。その結果、肥満、不安や抑うつといった問題が生じ、睡眠不足がさらに悪化するおそれもある。10代の子どもに寄り添い、睡眠衛生改善に向けたサポートをする(第4章を参照)ことは、家族の生活にも大きな変化をもたらしてくれるはずだ。

小さな子どもを持つ親

子を持つ親ならわかると思うが、子どもが生まれてからの数カ月は、夜中にゾンビのように歩き回り、ミルクを温め、夜泣きする赤ちゃんをひたすらあやす生活になる。それだけでも十分と言いたいところだが、イギリスのウォーリック大学が実施した最近の研究[*21]によると、親たちが子どもが生まれる前の睡眠パターンを取り戻すのに、なんと最低6年はかかるという。

この研究の特異な点は、これから子を持つ予定の親たち4659人に睡眠の記録をつけてもらい、6年間の追跡調査を行ったことだろう。その結果によると、母親は子どもが生まれてから3カ月のあいだに、睡眠時間を平均1時間も減らしていたのに対し、父親の失った睡眠時間はわずか15分だった。

状況は少しずつ改善されていくものの、子どもが6歳になった時点でも、母親は依然として出産前よりも20分睡眠時間が短く、父親のほうも減った15分の睡眠を取り戻せていなかった。母親父親ともに、親になる前よりも睡眠の質に不満を感じているのは当然だった。

最も変化が大きかったのは、初めて子どもを持つ親だった。子育てについ熱が入ってしまうせいかもしれない。わたしたち夫婦も、長男が生まれたとき、ぐずつくたびに起きて様子を見に行っていた。だが、末っ子の娘が生まれる頃には、自分で泣きやむのを待とうという気になっていた（娘も自分で泣きやんでくれた）。この時期の親の人生を言い表すなら、「時間が経てばなんとかなる」という言葉がぴったりだろう。

高齢者

年をとるにつれ、睡眠不足はさらに深刻になる。65歳を過ぎると、ほとんどの人がよく眠れないと嘆きはじめる。高齢者は睡眠時間が少なくても大丈夫、なんていうのは神話にすぎない。十分な睡眠が必要なのにとれていないだけだ。

退職すると自由な時間は増え、負うべき責任も減るが、年々いびきがひどくなり、トイレに行くために夜中に何度も目を覚ますようになる。薬の量も増え、そのせいで睡眠が妨げられ、体内の微生物叢（腸内細菌）の働きが弱くなりがちだ。微生物叢は睡眠に大きな影響を与えることがわかっている（詳しくは第5章を参照のこと）。

閉経期の女性

閉経や、それをきっかけとする体の変化が、深刻な不眠症の引き金になることがある。閉経期になると、エストロゲンやプロゲステロンといったホルモンの分泌量が減り、体のほてりや気分障害、睡眠障害といった症状が現れやすくなる。閉経後の女性の60％が不定期の不眠に悩んでおり、閉塞性睡眠時無呼吸の発症率も高くなるという研究結果[*22]も出ている。

この本で紹介する熟睡プログラムは、閉経後の女性の不眠症にも優れた効果が期待できるが、ホルモン補充療法も役立つ方法だ。50歳から69歳の閉経後の女性４００人を対象に行われたランダム化比較試験[*23]によると、ホルモン補充療法を受けた被験者は、プラセボ（偽薬）治療を受けた被験者よりも不眠症になりにくく、ほてりや夜間の発汗、間接の痛み、膣の乾燥などの症状もあまり見られなかった。ホルモン補充療法には、錠剤、湿布薬、ジェルやクリームなど、さまざまな選択肢がある。

なぜ十分な睡眠が必要なのか

睡眠を十分とることが脳や体の健康に欠かせないことはわかった。だが、なぜ毎晩6時間から7時間の睡眠が必要なのか、その理由はむしろ謎のままである。

馬やキリン、ゾウなどの動物は、数時間の睡眠でもまったく問題ないが、わたしたちの仲間である霊長類は、わたしたち以上に多くの睡眠を必要とする。オランウータンは木の股にベッドを作り、そこで丸くなってたっぷり10時間は眠る。気持ちよさそうにいびきをかいているオランウータンは、まるでオレンジ色のふさふさした毛が生えた巨大な赤ちゃんだ。一方、ヒヒは森を見渡す高い枝の上でバランスをとり、座った状態で眠る。ヒヒの睡眠時間も10時間ほどだが、オランウータンに比べて眠りは断続的である。

数千万年前、類人猿がベッド（正確にいうなら「眠るための台」）を発明したことが、進化の歴史において非常に重要な意味を持つと主張する人類学者もいる。ベッドを作ったおかげで、用心深いヒヒなどは別として、わたしたちの遠い祖先は捕食者や吸血動物に襲われる心配なしに、木の上で熟睡できたのである。その結果、より深い眠りであるレム睡眠をたっぷりとれるようになり、頭脳が飛躍的に発達したと考えられるのだ。

だが、睡眠が脳の発達に不可欠というなら、霊長類最大の頭脳を持つヒトの睡眠時間が、霊長類のなかで最も少ないのはなぜなのだろうか。簡単に言ってしまえば、その答えはわかっていない。ひとつ確かなのは、どのくらいの睡眠時間が必要なのかは知性とは無関係ということだ。わたしは犬と猫を飼っているが、どちらも一日の半分は眠っている。それでも、彼らのことをものすごく頭がいいと言う人はいない。

安眠できない職業

職業を選ぶとき、睡眠のことを考える人はまずいないだろう。だが、日々の睡眠を大切にしたいというなら、警察官や消防士になるのはやめておいたほうがいい。輸送や通信、建設などの現場で働く仕事も、安眠が保証できない。医療の世界を目指しているなら、医師、看護師、救急救命士、介護福祉士などの職業に就けば、非社会的な時間帯に働くことになると覚悟しなければならない。こうした職業に共通するのは、体が眠りたいと思っている時間に目を覚ましていなければならない、いわゆる交代（シフト）勤務が多くなる点だ。

医学生の頃、わたしはしょっちゅう睡眠不足になったが、それでも新人医師時代のクレアと比べるとまだましだった。クレアは、週60時間の勤務をこなし、さらに金曜の夜から週末のシフトに入るなんてこともあった。週末シフトは火曜の夜まで続き、そこからまた通常のシフトに戻るのだ。

ほかの医師たちと同様、クレアも疲れすぎて幻覚を見ることもあったらしい。

「ぶっ通しの週末シフトが終わる頃だったと思うけど、夜中に陰気な長い廊下を歩いていたら、床がくねくねとねじれ始めたのよ。まっすぐ歩くのが無理なくらいに。そのとき誰かに見られていたら、酔っぱらってると思われたでしょうね」

新人医師にとって、勤務中に寝てしまうのは職業病みたいなものだ。「はじめに」でも語ったように、クレアは手術で助手を務めていたとき、ほんの一瞬居眠りしてしまったことがある。誰にも気づかれなかったというが、みんな同じくらい疲れていたに違いない。

医師仲間のフィリップも、大忙しの平日勤務から、そのまま週末シフトに入ったときの出来事を話してくれた。夜中に呼び出しがあり、フィリップは救急外来に診察に向かった。ベッドに腰かけて患者と話をしていたはずなのに、気がつくと、ポケベルが鳴り響いていた。患者との会話の真っ最中に、ベッドに倒れて寝てしまっていたのだ。患者はメモを残してくれていた。

「気分がよくなりましたので、家に帰ります。ベッドが必要なのは、わたしじゃなくて先生のようですね」

睡眠不足の医師や看護師が、患者を危険な目にあわせているとは断言できない。だが、前日の夜に4時間しか寝ていない医師に手術してほしいと思う人はまずいないはずだ。パイロットなどとは異なり、医療従事者が十分な睡眠をとるための対策は整っていない。むしろ若手の医療従事者たちは、給料に到底見合わない、法の規定をゆうに超えた長時間勤務を強いられている。一人前になるためにはそうするしかないと、不可能もいえる長時間勤務を続ける新人医師の話は後を絶たない。

人はどのくらい眠らずにいられるのか

1983年、アラン・レヒトシャッフェンらシカゴ大学の研究者たちは、ラットを使ったぞっとするような断眠実験の結果を発表した。[*24]
研究者たちは水を張ったケージを用意し、そこに8匹のラットを入れた。ラットたちは、金属盤の上に立っているあいだは濡れずにすむのだが、眠ろうとした途端、円盤が回転しはじめ、水に落ちないように動き回らなければならない。数日後、睡眠不足のラットは足を腫らし、バランスを保つのが難しくなり、体重も落ちはじめる。さらに数週間が経つ頃には、ラットはみな死んでしまった。これといった死因もなしに、だ。
断眠は拷問の手段として広く知られているが、わたしが知る限り、このラットの断眠実験に匹敵する実験を人間に対して行った例はない。だが、不運なイタリア人家族のおかげで、人間が長時間眠らずにいたらどうなるのか、おおよそのところはわかっている。決して楽しい話ではないと言っておく。
話は1970年代の初めにさかのぼる。イタリア人医師のイグナツィオ・ロイターは、イタリア北部の小さな町で暮らしていた。ある日、妻のエリザベッタに、おばを診察してほしいと頼まれる。気の毒なこのおばは、眠ることができなくなり、ひどい幻覚を見るようになったという。医師たちは眠らせようとさまざまな薬を試したが、どれも効き目がなかった。それから数カ月のあいだ、そのおばはまったく眠ることはなく、衰弱し、ついには亡くなってしまった。何が原因なのかは誰にもわからず、家族は悲しみ、戸惑いながら、葬儀をすませたのだった。

それからしばらくして、エリザベッタの別のおばにも、この奇妙な症状が現れはじめる。寝つくことが次第に難しくなり、最終的にはまったく眠れなくなってしまった。そして最後には、悲惨な死を迎えたのだった。

ロイター医師は妻の家系を調べ、19世紀の初めまでさかのぼって、同じ症状が何世代にもわたって発症していたことを突きとめた。エリザベッタのおじのシルヴァーノが深刻な不眠症に悩まされはじめたとき、ロイター医師は睡眠の専門医に相談したが、救う手立てを見つけることができなかった。シルヴァーノが亡くなり、その脳をアメリカの専門家に送ったところ、ついに発見があった。

シルヴァーノやその親族たちは、のちに致死性家族性不眠症（Fatal Familial Insomnia：ＦＦＩ）と呼ばれることになる疾患によって亡くなっていたのだ。この疾患は、体内でプリオンという異常なタンパク質が生成され、それが睡眠をつかさどる脳領域のひとつである視床を緩やかに攻撃、破壊してしまう遺伝疾患である。現在では遺伝子検査を受けることができるのだが、残念なことにこの疾患に治療法はなく、たとえ異常な遺伝子が見つかったとしても、精神をむしばみ、最後は死に至る不眠症という果てしない薄闇《うすやみ》に落ちていくのを誰も止めることができない。

当たって砕ける

レヒトシャッフェンのラットや、シルヴァーノら致死性家族性不眠症の家族たちと違って、長時間の断眠に自ら進んで挑んだ変わり者もいる。

断眠の最長記録は、1964年にランディ・ガードナーという17歳の高校生が打ち立てている。ランディは、世界記録を塗り替えれば、狙っていたサンディエゴ地区の学生科学賞を勝ち取れるのではと考えたのだった。

近年のインタビュー[*25]によると、ランディは断眠を始めた最初の2日間、これといった問題もなく過ごしていたのだが、3日目から不機嫌になり、落ち着きがなくなった。そして、5日目には幻覚を見るようになったという。そのとき受けた検査によると、ランディの集中力は低下し、短期記憶の形成が困難になっていた。それでもランディは断眠を続けた。11日目を迎えたところで、挑戦は終わりとなった。近くの病院に搬送されたランディは、脳波計を装着し、眠りについた。

ランディは14時間眠り続けたが、そのあいだの睡眠はほとんどがレム睡眠だった。数日入院して様子を見てから、学校に戻っている。自ら被験者となったこの実験により、ランディは件《くだん》の賞を見事に受賞したのだった。

挑戦を終えた時点では、断眠による副作用はとくに見られなかった。だが60代になると、ランディは深刻な不眠症に悩まされることになる。「因果応報」だとランディは語っている。彼は今も眠れずに苦しんでいるという。

ランディは264時間という断眠の「公式」記録を保持しているが、さらに記録を伸ばそうとした者もいる。2007年、イギリス南西部コーンウォール在住の庭師トニー・ライトは、266時間の断眠を達成した。挑戦は同じくコーンウォール・ペンザンスのバーで行われ、一部始終が撮影されていた。トニーはお茶を飲んだり、ビリヤードをしたり、日記をつけたりして時間をつぶしていたようだ。トニーの記録は、新たな挑戦者が出てくることを憂慮して、ギネスブックの公式世界記録としては認められなかった。

トニーとは、数年前、睡眠のドキュメンタリー番組を制作していたときに出会った。わたしはどうしても、自分がどのくらい眠らずにいられるのか、それが体にどんな影響を与えるのかが知りたかった。そこでトニーに、断眠実験に挑戦したいと伝え、アドバイスや精神的サポートを求めたのだった。

まず、わたしとトニーは認知テスト（記憶力や気分、反応時間などを調べるテスト）を受けた。そして十分な睡眠をとってから、実験を開始した。今まで試みたどんな挑戦（といってもたいした挑戦はしていないが）よりも過酷な挑戦だった。

最初の24時間は、それほど悪い気分ではなかった。といっても、実験中に受けたテストの結果を見ると、すでにこの時点で影響が出ていたのだった。反応時間は格段に低下し、極度に怒りっぽくなり、強烈な空腹を感じはじめる。運転シミュレーションテストでは、事故ばかり起こしていた。

トニーはといえば、まったく平気らしかった。運転シミュレーションテストでも問題はなく、反応時間や握力、バランス力にも低下は見られない。機嫌もよく、それどころか、時間が経つほど陽気になるようだった。

わたしはなんとか踏ん張ろうとしたが、気分は悪くなる一方だった。うろうろと歩き回り、歌を歌い、ビリヤードなんかもやってみた。この挑戦では、カフェインや刺激物を摂ることを禁止していた。

気分にはむらがあった。実験はニューヨークで行われた（番組のプロデューサーが「眠らない街」で断眠の番組を制作するというアイデアにこだわっていた）のだが、48時間が経った頃、ブルックリン川の岸辺に立ち、マンハッタンの夜明けを見たときのすばらしい気持ちを、今も鮮明に覚えている。朝日に胸を打たれて一気に気分がよくなり、体中に力がみなぎってきた。

そんなちょっとした高揚感におそわれたのは、脳内でアデノシンの分泌量が増え、眠りたいという欲求が着々と高まるなか、朝を迎えたことにより、目を覚まして活動を始めるよう、体内時計が体に指令を出したからなのだ。それから何時間か、眠らせようとする力と、目を覚まさせようとする力が戦いを続け、体内時計が優勢に立ったかのように思えたが、午後半ばになると疲れ果て、目を開けているのがやっとになった。野球をしに行ったのだが、わたしはすっかり反応が鈍くなり、ボールを落としてばかりいた。トニーは元気いっぱいで打ちまくっていた。

日が沈む頃には、わたしは恐怖を感じるようになり、あまり長くはもたない気がしていた。血圧は上昇し、血糖値は跳ね上がり、ひどい頭痛に悩まされ、テスト（とくに集中力や記憶に関するテスト）は散々な結果だった。

トニーは嫌になるくらい陽気で、わたしを元気づけようと頑張ってくれたのだが、午後11時頃、わたしはトニーとプロデューサーにこれ以上は続けられないと伝えた。そのときには、ホテルの部屋の壁が迫ってくるという幻覚も見はじめていた。ほうほうの体でベッドにもぐり込み、最後に時間を確認した。わたしの断眠記録は、たった64時間だった。

枕に頭を載せた途端、眠りに落ちた。10時間ぐっすり眠り、さっぱりした気分で目が覚めた。

わたしが3日ももたずに崩壊した一方で、トニーは11日間も断眠できたのはなぜだろうか。トニーによると、その理由は食事と訓練のたまものだという。トニーは「パレオダイエット」と名づけたローフード中心の食生活を続けており、それが断眠の秘訣だと確信していた。ひょっとしたら、トニーはイルカのように脳の片側だけで眠る能力があり、半分起きていて半分寝ている状態を保てるのかもしれない。

これはそう突飛な考え方でもない。ボストンの研究チームによると、睡眠実験の初日の夜、ほとんどの被験者の脳波が、脳の左側よりも右側で深い眠りについていることを示すという。[*26] 脳の左側が右側よりも覚醒しているかどうかを確かめようと、研究者たちは大きな物音を立てた。すると脳波は、睡眠中の被験者が脳の左側だけで騒音を感知していることを示した。このとき、右半分は完全に深い眠りに入っていた。

進化論的な観点から見ると、まったく理にかなったことだといえる。つまり、初めての環境で眠るとき、脳の半分は熟睡したままで、捕食者の襲来に備えて残り半分を覚醒させておこうというわけだ。だが人間の場合、そんなことができるのはごく短い時間に限られる。睡眠研究室で2日目の夜を迎える頃には、被験者の脳は両側とも深い眠りに入ることが研究によりわかっている。

スリープ・ミュータント

トニーのような人は、睡眠欲求に強い耐性を持つ珍しいタイプだと考えられる。極めてまれではあるが、そういう人も存在する。

2019年8月、カリフォルニア大学の研究チームが、4時間の睡眠でも生活に支障がない変異遺伝子を持つ家系を発見したと発表した。[*27] この家系は、ＡＤＲＢ1と呼ばれる遺伝子に突然変異が生じていた。ＡＤＲＢ1は、睡眠をつかさどるさまざまな脳領域の活動に影響を与える遺伝子である。

この変異遺伝子を持つラットを観察したところ、普通のラットよりも睡眠時間が1時間ほど短いにもかかわらず、健康への影響がまったくないことがわかった。実際にはこうした「ショート・スリーパー」の遺伝子を持つ人間は珍しく、何らかのマイナス面があるとも考えられている。そうでもなければ、トニーのように4時間の睡眠でもやっていける人間がもっといるはずだろう。

睡眠不足のさらなる問題点

睡眠不足が記憶や気分の変化、体重の増加や認知症のリスクを左右することはすでに示したとおりだ。だが、クレアが新人医師時代、正気とは思えない勤務時間で働いていたとき、わたしが何より不安だったのは、仕事のあとに車を運転して家に帰ることだった。

居眠り運転

イギリスで1000人を超える医師を対象に行った最近の調査[*28]では、回答者の40％が夜勤帰りの運転中に眠ってしまったことがあると答えている。また、4人に1人が、当直の後に事故を起こして亡くなった医師を知っているという。

飲酒運転に対しては厳粛な法規制があるが、居眠り運転はそうでもない。アメリカでは、居眠り運転による事故が年に約10万件も発生し、1500人以上が亡くなっている。

睡眠不足が自動車事故におよぼす影響は驚くほど大きい。アメリカ運輸省による近年の調査[*29]では、前日の睡眠時間が4時間以下のドライバーの事故率は、睡眠時間7時間以上のドライバーの事故率の15倍だという結果が出ている。

深刻な睡眠不足の人は、制限速度を大幅に上回るスピードで車を走らせる飲酒運転のドライバーと同じくらい危険だということだ。

この調査では、わずかに睡眠時間を増やしただけで、状況にかなりの変化が見られた。前日の睡眠時間を5時間に増やしたドライバーの事故率は、睡眠時間7時間のドライバーの事故率の（たった）2倍で、6時間まで増やすと事故率は1・3倍にとどまることとわかっている。

運転中に眠気をおぼえた経験は、多くの人にとって珍しくはないはずだ。わたしが話を聞いた人たちも、半数以上が認めている。わたし自身、車で移動することが多く、夜遅く家に帰るときなど、必死に眠気をこらえたことが一度ならずある。

では、もし運転中に眠りそうになったら、どうすればいいのだろうか？

いちばんの対処法は、泊まる場所を見つけることだ。それができないなら、次にやるべきことは、濃いコーヒーを飲んで仮眠をとることだろう。わたしはいつも、眠気をおぼえたら最寄りのガソリン・スタンドなどに寄り、濃いブラックコーヒーを買って飲む。それから携帯のアラームを20分後にセットして、車の中で横になり、短い仮眠をとる。20分ほどでカフェインが効いてくるので、アラームが鳴る頃には頭が冴えている。それでもすぐに運転はせず、その辺をぶらぶらして、ちゃんと目が覚めているかを確認してから運転席に戻ることにしている。

1杯のブラックコーヒーと20分の仮眠の組み合わせは、コーヒーを飲むだけ、仮眠をとるだけよりも、注意力を大幅にアップさせることが研究によりわかっている。

難点があるとすれば、目的地に着いた後もカフェインの効き目が続き、なかなか寝つけなくなってしまうことだ。それでも、事故を起こして二度と家に帰れなくなるよりはましだろう。

サマータイムで時計の針を動かす

世界70カ国で15億もの人が、毎年2回、時計の針を動かしている。春になると時計の針を1時間進め、秋になると元に戻すのだ。その日の夜は、睡眠時間が普段より40分程度増減する。この時計の針を動かすという自然実験の影響は、とても興味深い。

まず、時刻の切り替えは、心臓発作のリスクを左右するという。近年、時刻変更の日にミシガン州の病院に入院した心臓発作患者の数を調査したところ、[*30] 時計を1時間進めた日は入院患者数が24％増加し、時間を戻した日には21％減少していた。

自動車事故が発生しやすくなることもわかっている。1996年に『ニューイングランド・ジャーナル・オブ・メディシン』で発表された論文[*31]によると、時刻変更を行ってすぐの月曜日には、自動車事故数が8％増加するという。

さらには、時刻変更によって「刑務所に収監される」可能性もある。「眠たい裁判官は厳しい裁判官[*32]」というユーモラスなタイトルがつけられた研究がある。過去の裁判記録を調査したところ、アメリカの裁判官は、サマータイム実施日（時計の針を進める日）の翌日は、それ以外の日と比較して、被告人により長い刑期を言い渡す傾向があるとわかった。裁判官ですらこうなのだから、わたしたちだって何をしでかすかわかったものじゃない。睡眠不足は人を狭量で批判的にしてしまうのだ。

まとめ

- 必要とする睡眠時間は人それぞれで、遺伝子や年齢にも大きく影響される。
- 睡眠が5時間以下でも生活に支障がない人もいるが、極めてまれである。

● 睡眠が十分にとれているかどうかを確実に見極める方法は、午後、静かな部屋で横になり、眠りに落ちるまでの時間を計ることだ。目を閉じて10分以内に眠ってしまう人は、睡眠不足である。

● 睡眠不足は脳や体に長期的な影響をおよぼすが、一晩の睡眠不足がもたらす最も大きな危険は、自動車事故である。自覚がなくても、判断力や反応時間は低下している。

第４章

効果抜群の睡眠改善法

よく眠ることは心と体の健康に欠かせないとしても、実際、睡眠をそこまで重要だと考えているだろうか？　すっきり目覚めるための準備はしているだろうか？　睡眠改善のために、どこまでお金をかけられるのか？　ほとんどの人は慢性的な疲労感に慣れてしまい、まったく疲れていない状態がどんなものかを忘れてしまっている。

77ページで紹介したスプーン・テストや入眠潜時テストは、十分な睡眠がとれているかどうかを確かめるよい方法だ。自分は大丈夫だと思っていたのに、テストをやってみて睡眠不足に気づく人は多い。

ここでもうひとつ、試してみる価値のあるテストを紹介する。今度は、昼間からベッドに横にならなくてもいい。次の８つの項目に「はい」か「いいえ」で答えるだけだ。

1 夜、横になってもなかなか眠れない。
2 夜中に目が覚めると、もう一度寝るのが難しい。
3 起きようと思っていた時間よりも早く目が覚めてしまい、寝直すのが難しい。
4 目が覚めたときぐったりしている。
5 日中、疲労を感じてイライラする。
6 日中、疲労を感じるせいでなかなか集中できない。
7 日中、炭水化物（ビスケットやケーキなど甘いもの）が無性に食べたくなる。
8 テレビを観ながら、または映画館や公共の場所などでも居眠りしてしまうことがある。

「はい」と答えた項目が3つ以上ある人は、深刻な睡眠障害、つまり不眠症の可能性がある。「第1章」でも述べたように、ひとたび不眠症になると、悪循環に陥ってしまう。

不眠症は脳内の化学作用を変えてしまい、横になっても脳は活動中のままで、眠ることができない。眠れたとしても、夜中に尿意をもよおして目が覚めると、そこから寝直すことが難しくなる。トイレからベッドに戻っても、眠気は吹き飛んでいて、考えごとが暴れ馬のように頭の中を駆けめぐり、次から次へと悩みの種がわいてきて、もう一度眠ろうとしてもうまくいかない。

どうにか眠れたとしても、翌朝ぐったりした気分で目覚めることになる。そこでコーヒーをがぶ飲みする。だが、コーヒーには耐性ができるという弱点がある。したがって、ますます飲む量が増えるか、エナジー・ドリンクのようなより刺激の強いものに手を出すようになる。それで一日を乗り切ることができても、家に帰る頃にはもうくたくただ。その気はあっても、犬の散歩やジムに行くのがつらくなる。ワイングラスを片手に、ソファーにへたり込みたくなる。

遅い夕食をすませると、テレビを観ながらソファーでうとうとする。目が覚めたら、チーズをかじって最後にワインを1杯あおり、ベッドに向かう。だが寝室に来てみると、どういうわけか疲労感は消えている。ソファーで居眠りしたせいで、眠気が消えてしまったのだ。ベッドに入ったものの、半時間はSNSや目に留まった記事をスクロールして過ごす。

パートナーはといえば、先に寝てしまい、いびきをかいている。電気を消しても、明日やらなきゃいけないことがあれこれと頭に浮かぶ。しっかり寝ておかないとだめだと気づき、不安がつのり、イライラしてくる……。

どうだろうか？　身に覚えがあるという人には、睡眠制限療法をお勧めする。睡眠制限療法については、熟睡プログラムの一部として第6章で説明する。原理はいたってシンプルで、数週間、意図的にベッドにいる時間を減らし、夜は本当に疲労を感じたときだけ横になる、それだけだ。その結果、ベッドに入るとすぐ眠れて、長時間熟睡できるようになり、夜中に目が覚める回数も少なくなる。

睡眠制限は、脳内で結びついた「ベッド＝眠れない」というリンクを断ち切ろうというものだ。こうした思い込みは、自覚があるにせよ無意識にせよ、安眠を妨げる大きな要因となっている。睡眠制限療法は、身にしみついた悪い習慣から抜け出す手段だと考えればいいだろう。睡眠制限は熟睡プログラムの核であり、最もハードルが高い部分でもある。プログラムには、次のような項目も含まれている。

- 睡眠衛生（寝室などの睡眠環境や睡眠時の習慣）を改善する
- 「睡眠を助ける微生物叢」を摂取する

わたしの著書『The Clever Guts Diet（かしこい腸ダイエット）』を読まれた方は、わたしが微生物叢——腸内に何兆個も存在する細菌の集団——のとりこになっていることは知っているだろう。この微生物たちが人間の免疫システムや食欲のコントロールに重要な役割を果たしていることはすでに周知の事実なのだが、近年、ストレスや睡眠にも深くかかわっていることを示す有力な証拠も見つかっている。

大腸という暗い巣穴をすみかとする何千もの腸内細菌には、「善い」細菌と「悪い」細菌が存在する。「善い」細菌は「古い友人」としても知られ、何十万年ものあいだ、わたしたたちと共に進化し、わたしたちの体を健康に保ってくれている。実に体内のセロトニンの95％は腸内細菌が生成しているのだ。セロトニンは満足感や幸福感に働きかけることから「幸福ホルモン」とも呼ばれている。

セロトニンは気分を左右するだけでなく、食欲の調整や消化活動、睡眠、性欲にも影響をおよぼす。残念なことに、わたしたちの腸には、炎症、不安や抑うつ、体重の増加、さらには不眠を引き起こす「悪い」細菌もたくさんいる。だが幸い、腸内細菌の勢力図は食事によって一気に変えられる。その方法は次の章で説明する。

その前に、快適な睡眠に役立つほかの方法も見てみることにしよう。どれも効果が実証された方法だ。典型的な一日を追いながら、よい睡眠習慣の身につけ方や、睡眠に最適な時間帯を見つける方法、睡眠を妨げる不安やマイナス思考を打ち消すための、マインドフルネスや呼吸法の取り入れ方など、「睡眠衛生」を改善するさまざまなポイントを紹介する。

ひとつ言っておきたいのは、ここでお勧めする方法は、睡眠障害の程度が比較的軽い場合に効果があるということだ。本格的な不眠症に悩まされている人には、これだけでは十分とはいえない。脳を再起動して不眠症を根本から治すためには、短期間の睡眠制限療法（第6章を参照）が必要になるだろう。

それでも、睡眠制限療法（最長でも数週間）をやりとげて不眠症から解放されれば、あとは腸にやさしい食事を摂り、これから紹介するポイントを実行するだけで、眠れないと悩む日々とはおさらばできるはずだ。

快適に眠るための習慣

睡眠は人それぞれで、そこが問題を難しくしている。量や質だけでなく、どう眠るのが最適なのかは人によって違うし、人生のタイミングでも変わってくる。睡眠はワンパターンではないのだ。

とはいえ、専門家たちはみな、睡眠を努力によって改善できる習慣としてとらえ、毎朝決まった時間に起き、決まった時間に寝ることがとるべき最初の一歩だと主張している。

毎日何時に寝て何時に起きるかは、「睡眠時間帯」と言い換えることができる。わたしの場合、毎日午後11時に就寝し、午前7時に起床している。これがわたしの睡眠時間帯だ。夜型の人であれば、もっと遅く寝て、もっと遅く起きたいと思うだろう。一方、子どもがいる人や一般的な勤務時間に働いている人は、あまりゆっくりも寝ていられないはずだ。

小さい子どもがいようがいまいが、始業時間を遅らせてほしいと上司にかけあう余地があるなら、ぜひそうしてほしい。自分は遺伝的に夜型で、朝はどうしても早起きできないので、勤務時間を柔軟にしてもらえるとありがたいし、仕事の効率も上がるはずだと訴えてみるのだ。交渉がうまくいかなければ、57ページで紹介した夜型を朝型に変える方法を試してみよう。交代勤務の人は、睡眠時間帯を固定するのは難しいだろう。この問題は第7章で取りあげる（交代勤務以外の人にも役立つ方法をまとめてある）。

毎日同じ睡眠時間帯を守るのは、結構大変だ。とくに週末は厳しいかもしれない。夜更かししたときなどは、翌朝はゆっくり寝ていたいと思うものだ。だが、質のよい睡眠をとりたいと本気で考えているなら、朝寝坊への誘惑は断ち切ってほしい。平日の睡眠不足は週末に取り戻せるという考え方にはまったくもって根拠がない。

週末に寝だめするとよくないのは、眠気のコントロールと密接にかかわる「概日《がいじつ》リズム」が乱れてしまうからだ。平日は午後11時に就寝する人が、土曜の夜は深夜2時まで夜更かしし、日曜の朝、いつもより3時間遅く起床すると、体内時計がずれてしまう。これが第2章でも触れたソーシャル・ジェットラグである。

別の問題もある。日曜に朝の10時まで寝ていたとすると、その日の夜、午後11時にベッドに入っても、睡眠欲求が高まっていないため、なかなか寝つけないのだ。平日よりも覚醒していた時間が3時間も短いため、脳内のアデノシン分泌量が激減し、眠気が起こらなくなるからだ。もちろん夜遊びしたい日だってあるだろう。そんなときでも、翌朝、いつもの起床時間に起きることが大切だ。

寝室をきれいにする

これからダイエットする人には、食欲をそそるお菓子や不健康な食べ物を、食器棚から片づけるようにとまずアドバイスしている。ポテトチップスやビスケット、チョコレートなどが家にあれば、そういう食べ物は脳やお腹のぜい肉の敵だとわかっていても、手を出してしまうものだ。誘惑に打ち勝つ最良の方法は、それを目につくところに置かないことだろう。

寝室にも同じことがいえる。寝室は睡眠とセックスの場所であって、それ以外では利用すべきでない。寝室にテレビを置いたり携帯電話を持ち込んだりすると、見たくなるのは当然で、睡眠の大きな妨げになる。

パソコンや携帯電話が発するブルーライトは、睡眠ホルモンであるメラトニンの生成を阻害するので、睡眠に悪いという神話が広がっている。実際には、そうした機器が発する光はごくわずかで、体に害を与えるほどではない。睡眠に悪いとされる本当の理由は、リラックスさせるはずの脳を、反対に刺激してしまうからだ。わたしは就寝時間の1時間前には、携帯電話をスリープモードにして画面を見ないようにしている。

子どもがいる人なら、SNSの問題点に気づいているだろう。わたしも子どもがティーンエイジャーの頃、寝室にノートパソコンや携帯電話を持ち込まないよう、いつも口うるさく言っていた。子どものために、と思ってのことで、（たいていは）子どもも言うことを聞いてくれた。睡眠不足は10代の子どもの脳に著しいダメージを与える。それなのに、SNSというものは、したたかな天才たちによって、見るのをやめられなくなるよう設計されている。食べ物と同じだ。チョコレートやポテトチップスをついつい食べてしまうのは、やみつきになるように作られているからだ。板チョコをかじり始めると、1枚全部食べてしまうまでとまらなくなる。だからわたしは、フェイスブックやインスタグラムには手を出さないようにしている。

午後8時　一日を締めくくるルーティン

頭の中には考え事、お腹の中にはさっき食べたおやつがある状態でベッドに入っても、簡単には眠れない。ベッドに入る数時間前からは、1日を締めくくるルーティンを始めよう。

食べない

一日の最後の食事は、就寝3時間前までに終えることが理想とされている。ソーク研究所（アメリカ）教授のサッチン・パンダ博士からも、つい最近、同じアドバイスをもらったところだ。パンダ博士は、時間生物学や体内時計に関する研究の世界的権威で、時間制限食事法（Time Restricted Eating：ＴＲＥ）と呼ばれる一時的な断食プログラムの考案者だ。ヒュー・ジャックマンやミランダ・カーといったセレブリティや、Twitter社のトップであるジャック・ドーシー、「人類を向上させる」企業H．V．M．N．（ヒューマン）の最高経営責任者ジェフリー・ウーらＩＴ業界のエリートたちも実践しているという。

時間制限食事法の背景にあるのは、食事をする時間帯を制限すれば体重は落ち、コレステロール値や血糖値は改善し、体はより軽くなり、よく眠れるようになるという考え方だ。たとえば、この食事法で16：８と呼ばれるパターンでは、午後８時に食事を終えたとしたら、翌日の昼までは食事をとらないことになる。１日のうち16時間は食べずに過ごし、８時間以内にすべての食事をすませるので、16：８というわけだ。

パンダ博士によると、多くの人にとっては14：10のパターンが続けやすく、博士自身も目標にしているという。午後６時に家族と夕食をとり、翌朝の午前８時までは何も食べないようにしているそうだ。

就寝の数時間前には食事を終えることが、なぜ重要なのだろうか。その答えは深部体温にある。体温は、体内時計の働きにより、寝る時間が近づくと自然と下がりはじめる。体温の低下は、睡眠を誘発するきっかけでもある。だが遅い時間に食事を摂ってしまうと、体温の上昇という問題が起きる。夜食が胃に入ると、腸が動き出し、食べ物を消化吸収しようとする。腸の活動が活発になると、下がるべきときに深部体温が上がり続けてしまうのだ。

○そうはいっても、寝る前に、ミルクたっぷりの飲み物やスナックがほしくなるんです！

寝る直前にココアを飲んだりシリアルを食べたりするのは、リラックス効果があると思うかもしれないが、いい考えとはいえない。インスリンを生成する膵臓には休息時間が必要で、夜間は働きを停止するよう体内時計によってコントロールされている。したがって、ココアやシリアルに含まれる大量の糖分が体内に入ってきても、膵臓には処理できない。この糖分が夜のあいだじゅう血糖値を上げたままにするため、睡眠はもちろん、体そのものにも悪影響をおよぼすことになる。食べたものに脂質が含まれていれば、血中の脂肪値は日中から急激に上昇し、なかなか下がらなくなってしまう。

数年前、わたしは自分を実験台にして、脂質と炭水化物がたっぷりの食事を午前10時と午後10時にとるという実験をやってみた。脂肪値と血糖値を調べると、朝食後にはすばやく低下したのに対し、夕食後は深夜になっても高いままだった。

寝る前にスナックやミルクたっぷりの飲み物を避けるべき理由はほかにもある。食べ物に含まれるタンパク質が胃酸の分泌を促すからだ。胃酸の逆流に苦しんでいる人は、就寝までの2時間は水以外の飲み物を飲まないようにしよう。

時間制限食事法の最大の利点は、日中刺激にさらされた消化管壁に、修復のための十分な時間を与えてくれることだ。道路の修復と似ている。日中、車の往来があるときに工事はできないため、通行止めにできる夜間まで待つというわけだ。

腸に修復の時間を与えなければ、リーキーガット症候群（腸管壁浸漏《ちょうかんへきしんろう》症候群）と呼ばれる症状が生じる可能性がある。腸内細菌が傷ついた消化管壁から血中へと逃げ出し、炎症や膨満感、痛みを引き起こしてしまう。

就寝前に空腹を感じたらどうすればいいのか？　パンダ博士によると、ひとたび食べないという習慣がつけば、夜中に食欲を感じることもなくなるという。数週間もすれば、夜食を食べても、不快な膨満感に悩まされるだけだと気づくだろう。

アルコール

アルコールは一筋縄ではいかない。アルコールについて書かれた本を調べると、ほとんどの本に、アルコールは眠気を起こさせるが、いびきや途中覚醒の原因になるので、夜にアルコールを飲まないほうがいいと書かれていた。これは大量に飲む人には当てはまるかもしれないが、少量のアルコールにはむしろメリットがあることも実証されているのだ。

数年前、イスラエルの研究チームが禁酒中の糖尿病患者を２２４人集め[*33]、無作為にグループ分けし、２年にわたり、グループごとに異なる飲み物（赤ワイン、白ワイン、ミネラルウォーター）を毎晩夕食時にグラス1杯（150ミリリットル）飲み続けてもらった。ワインと水は無料で配給し、あとで空のボトルを回収して、被験者が毎日決められた量を飲んでいるか確認した。

結果はどうなっただろうか？　赤ワインのグループは、最もよい結果を出したのが自分たちだと知って、喜んだに違いない。コレステロール値や血糖値が改善しただけでなく、睡眠の質も改善されていたのだった。

アメリカの研究チームが最近行った研究[*34]では、マウスを少量のアルコールにさらす（人間がグラス1杯のワインを飲むのと同じ影響がある）と、グリンパティック系（深い眠りのあいだに開く脳内の回路）が脳を掃除し、老廃物を除去する効率が上がることがわかっている。研究チームを率いたのが、2012年に世界で初めてグリンパティック系の存在を明らかにしたマイケン・ネーデルガード博士だったという点も興味深い。ネーデルガード博士はこう述べている。

「長期にわたる過度の飲酒は、認知機能低下のリスクを高める要因になるが、適量のアルコール摂取には、認知症のリスクを下げる働きがあることもわかっている。今回の研究は、それを裏づけるものになるだろう」

わたしの場合はというと、夕食時のグラス1杯の赤ワインは、睡眠に効果があるように思う。だが2、3杯になると、明らかに逆効果だ。毎晩お酒を飲み、なおかつ不眠症に悩まされているという人は、1週間ほど飲むのをやめてみて、様子を見ることをお勧めする。

先日とあるパーティーで、毎晩ワインをボトル半空けていたという女性に出会った。睡眠に効果があると信じていたのだ。ところが抗生物質を飲まなくてはいけなくなり、1週間お酒を断ったところ、すぐに体調がよくなったことに気づく。

「もう何年も、夜中に目が覚めてイライラしていたのに、今は朝までぐっすり眠れて、とても気分がいいの。ほんと最高。お祝いのときなんかは飲むこともあるけど、お酒を飲む習慣をやめて人生が変わったわ」

午後9時30分　リラックスできることをする

明かりを落とす

午後9時30分頃になると、松果体《しょうかたい》(脳の真ん中あたりに位置する豆状の小器官)はせっせとホルモン(メラトニン)を分泌し、脳全体をコントロールして睡眠の準備を整える。メラトニンの分泌量は午後9時頃に始まり、深夜にピークを迎える。

強い光、とくに青い光線はメラトニンの分泌を抑制する。企業が夜間のブルーライトを軽減する携帯電話をこぞって開発しているのもうなずける。だが、すでに述べたように、これには裏がある。携帯電話やタブレット機器の問題点は、ブルーライトを放出することではなく、本来なら休むべきときに脳を刺激してしまうことなのだ。

理想をいえば、家中の強い照明を落とし、まぶしさを抑えるのがいちばんだろう。宇宙飛行士のティム・ピーク（国際宇宙ステーションに6カ月間滞在したイギリス人宇宙飛行士）に聞いた話だが、近年、ステーション内の照明は「1日」のあいだに少しずつ変化するものに変わっている。地球にいるときの光の変化を真似て、時間の経過に合わせ、青っぽい光からより赤っぽい光へと変わるらしい。

タンザニアの狩猟採集民族ハッザ族は、人工の光に一切触れずに生活しているという。彼らは「不眠症」に相当する言葉を持たない。夜になるとたき火のそばに集まって、物語や体験を語り合い、日没の数時間後には眠りにつく。

温かいお風呂に入る

アルコールをがぶ飲みするよりも、温かいお風呂（ラベンダーのようなエッセンシャルオイルを数滴たらしたお風呂）に入ったり、本を読んだり、音楽を聴いたりしてリラックスするほうが効果的だろう。就寝前の温かいお風呂やシャワーは、寝つきをよくし、安眠を助けることが研究によってわかっている。[*35]

効果を期待するなら、10分以上はお湯につかること、そして少なくとも就寝の1時間前にはお風呂から上がること。理由は簡単だ。熱いお湯につかると体温が上がり、皮膚や手足の血行がよくなる。じっくりとお湯につかると、お風呂から出てから着替えるまでのあいだも、体は熱を発している。これが、しばらくすると深部体温を下げることになる。この「しばらく」というのがポイントだ。温まってから冷えるというサイクルには1時間ほどかかる。ベッドにもぐり込む寸前に大急ぎでシャワーを浴びる（わたしもついついやりがちなのだが）というのでは、眠気がおきるはずもない。

音楽を聴く

国立睡眠財団によると、[*36]就寝前にゆったりとした音楽を聴いている高齢者は、寝つきがよく、より長く眠り、夜中に覚醒する回数も少なく、よく休めたという実感が強いことがさまざまな研究において明らかになっているという。クラシックやジャズ、フォーク・ミュージックなどに多い、1分間に60拍から80拍程度のスローテンポの音楽には、きわめて高い睡眠誘導効果があると考えていいだろう。

午後10時30分　睡眠へのカウントダウン

「これからやること」日記をつける

毎朝、睡眠日記をつけるのとあわせて、一日を締めくくるルーティンとして「これからやること」日記をつけるのもいいだろう。明日やるべきことのリストを作るのだ。夜中にあれこれと悩む時間を極力減らそうというわけだ。

こんなことが役に立つのかって？　もちろんだ。その証拠だってある。アメリカの大学生[*37]を対象にした小規模な調査では、就寝前に5分程度、日記をつける時間をとった学生は、ほかの学生と比較して、寝つくまでの時間が平均9分早かった。たった9分と思うかもしれないが、これは睡眠薬の効果に匹敵する。日記をつけると、夜中に目が覚める回数も減ることがわかっている。

日記をつけるなら、その日の「うれしかった出来事」を3つ書きだしてみよう。服装をほめてもらったとか、きれいな夕日を見たとか、なんでもいい。感謝の気持ちを示すこと、いわゆる「幸せを数える」ことは、不眠症の主な原因であるストレスを軽減することもわかっている。

若い頃、わたしは敬虔な信者で、ほとんど毎晩、ベッドの横にひざまずき、祈りを捧げていた。自分の身に起きたうれしい出来事を神に感謝し、浅はかで愚かな行動の許しを請うた。祈りは、就寝前に心を落ち着けるにはいい手段だった。今はもう祈っていないが、「うれしい出来事を3つ書きだす」という行為にも、同じ効果があるといえるだろう。

うれしい出来事を3つ頭に思い浮かべるだけでなく、それを書きだすことに効果があるのは、その日の楽しい出来事に気持ちを向ければ、夜中に余計なことを考えて悩む（やりがちなことだが、これで眠れなくなることが多い）こともなくなるからだ。

メラトニンの服用を検討する

睡眠薬は、少なくとも長期的に服用する場合は、リスクもある（睡眠薬やその他の治療薬については、118ページのQ&Aを参照のこと）。わたしも遠方に旅行する際などに限って、睡眠薬を服用している。飛行機でもよく眠れるようになるし、飛行機を降りたあとの時差ぼけ対策（第7章を参照）にもなる。睡眠薬を使うのは、そういった場合だけだ。

一方、メラトニンは話が別だ。メラトニンは、先にも触れたが、松果体から分泌されるホルモンである。松果体は、脳の時計である視交叉上核《しこうさじょうかく》とつながっている。暗くなると、視交叉上核はメラトニンを分泌するよう松果体に指示する。メラトニン値の上昇は、脳のほかの部分を連動させて睡眠へと導く。メラトニンの分泌量は午前3時頃にピークに達し、それから下降する。

合成メラトニンは手に入りやすく、効果もかなり期待できる。どんな人に向いていて、いつ服用すればいいのだろうか？　年をとるにつれ、脳が分泌するメラトニンの量は減る傾向にあり、睡眠不足になりやすい。したがって、メラトニンは55歳以上の人に最も効果がある。

イギリス、オーストラリア、ヨーロッパの多くの国では、メラトニンの入手には処方箋が必要だが、アメリカでは薬局で購入できる（注：日本では市販は禁止されているため個人輸入のみ）。わたしはアメリカに行ったときに何瓶か買っておくか、iHerb（アイハーブ）といった定評のあるアメリカのオンラインショップで注文することにしている。イギリスでメラトニンを買うことは法律上まったく問題はないが、売ることは禁じられている。

アメリカでは、高齢者の不眠症治療において最初の選択肢とされるのが、放出制御メラトニンである。副作用はほとんどない（わたしも感じたことはない）。ある研究[*38]では、プラセボを投与された人よりも、メラトニンを投与された人のほうが副作用が少ないという結果も出ている。

オーストラリア政府は2011年、55歳以上の人が就寝の1、2時間前にメラトニンを2ミリグラム程度服用することは、安全であり効果があるという報告[*39]を発表している。連続で13週間までなら連日服用しても問題はなく、睡眠薬と異なり、やめても不眠症に戻るという実例もないという。かといって、何カ月も続けて服用するのは好ましくない。6カ月間毎日メラトニンを服用した人と、偽薬を服用した人を比較したところ、6カ月以降は効果にあまり差が見られなくなったという研究結果[*40]も出ている。

安全性に問題がないといっても、オーストラリア政府は子どもや妊娠中の女性、肝臓疾患の持病がある人は服用を避けるよう推奨している。

メラトニンは就寝の1時間ほど前に服用することになっているが、わたしは午前3時頃、目が覚めて寝つけなくなってしまったときに服用することが多い。メラトニンの半減期は3時間から4時間半なので、午前3時に服用すると翌朝眠くなってしまうかもしれない、そう思ったのだが、とくに問題はなかった。

わたしは徐放《じょほう》タイプのメラトニンを2ミリグラム服用しているが、効き目が弱いようなら服用量を増やしてみる（5ミリグラムまでなら安全とされている）のもいいだろう。時差ぼけにでもなっていない限り、週に数回以上は服用しないようにしている。

Q&A

Q 睡眠薬を飲んではいけないのでしょうか？

睡眠薬といえば、テマゼパムなどのベンゾジアゼピン系薬剤か、ゾピクロンなどの非ベンゾジアゼピン系向精神薬を処方されることが多い。こうした薬剤は、近親者との死別や失業といった経験に伴う強い不安やストレスを緩和するために、短期間に限って使用するのはいいだろう。わたしの場合、時差ぼけを直すのにゾピクロンを服用している。だが、どんな薬にも言えることだが、副作用もあるし、長期間服用していると効果が薄れる可能性もある。

Q 睡眠薬を使いはじめたら、依存症にならないでしょうか？

現在製造されている睡眠薬は、かつて使われていたバルビツール酸系睡眠薬に比べると、依存症にはなりにくいものの、耐性が早くつきやすい。医師が継続処方を避け、短期間の投薬に限定しようとするのもそのためだ。ストレス症状が長引き、睡眠にも影響が出ている患者には、医師は少量のアミトリプチリンを処方するかもしれない。高用量のアミトリプチリンは不安や抑うつ症状の治療に用いられるが、少量なら睡眠改善の効果が期待できる。ただ、起床時に眠気や「二日酔い」のような感覚が残ることや、口の渇きといった不快な症状が出ることもある。また、服用中の別の薬との飲み合わせの問題もあるだろう。

Q 市販の治療薬は効果があるのでしょうか？

サプリメントやハーブ薬など、さまざまな種類の市販薬が出回っているが、短期的には効き目があったとしても、長期的な解決法にはならない。不眠症の根本的な原因を取り除くことができないからだ。また、市販薬の多くは薬の飲み合わせに影響するため、処方薬を服用中の人は医師に相談すること。妊娠中や授乳中の女性も服用には注意が必要だ。

クロルフェニラミンは、花粉症や虫刺されなどの治療薬としてよく用いられる市販の抗ヒスタミン剤だが、飲むと眠気をもよおすので、睡眠改善薬として使われたりもする。この薬剤は、まれにではあるがアレルギー反応を引き起こすうえ、ほかの薬、とくに抗うつ薬に影響を与える可能性もある。

ジフェンヒドラミンも睡眠誘導薬として使われる薬剤で、ナイトールなどの製品名で市販されている。クロルフェニラミンと同様、一定の効果はあるようだが、やはり副作用が出てしまうこともある。

いくつかの小規模な研究において、マグネシウムを含むサプリメントの摂取が高齢者の寝つきをよくする可能性が指摘されている。アボカド、葉野菜、マメ科の植物、ナッツ類（カシューナッツ、アーモンドなど）といったマグネシウム豊富な食べ物を摂取して体内のマグネシウム濃度を高めることは、体にとってもよいことである。

トリプトファンも、中等量であれば睡眠改善サプリメントとして服用できるが、抗うつ剤などの薬への影響が問題視されている。発汗、不安、むかつきや嘔吐といった副作用が生じることもある。

ヴァレリアン（セイヨウカノコソウ）というハーブ系サプリメントは、睡眠導入効果があるとされている。就寝前に300ミリグラムから900ミリグラムのヴァレリアンを摂取した被験者が、睡眠の改善を実感しているという調査結果も出ているが、長期的にわたる研究は行われていないようだ。このサプリメントについても、飲み合わせへの配慮が必要だろう。

Qエッセンシャルオイルはどうでしょうか？

ラベンダー、バニラ、バラ、ベルガモット（オレンジの一種）などは、寝つきがよくなるエッセンシャルオイルとしてとくに人気がある。お風呂に数滴たらすか、ディフューザーやスプレーで部屋に散布してもいいだろう。自作する場合は、半カップの水にオイルを４、５滴垂らし、空のボトルに注げば完成だ。枕の裏側やシーツに垂らすといいだろう。高濃度のエッセンシャルオイルは肌の炎症を引き起こす場合があるので、肌に直接つけないように。

実際の効果のほどは？　ある学会誌の記事[*41]によると、軽い睡眠障害には効果が期待できるということだ。

エッセンシャルオイルのなかでも最も研究が進んでいるのがラベンダーだ。ラベンダーは少なくとも寝室をさわやかな香りにしてくれるので、いい香りに意識が集中して、悩み事を考えずにすむかもしれない。

長い魂の夜

読者の皆さんが、ここまで紹介してきたアドバイスに従い、一日を締めくくるルーティンをこなし、午後11時にはベッドに入り、すぐさま眠りに落ち、翌朝すっきりした気分で目が覚めて、「この本を誰かに勧めよう！」と思ってくれているといいのだが。

そうではないとしたら？　天井を見つめ、横で眠る配偶者のいびきを聞きながら、どうして眠れないんだろうと、ネガティブなことばかり考えていたら？

そんな悩みを打ち消すために、呼吸法や認知行動療法を試してみてもいいだろう（124ページを参照）。もっとも、眠気がおきていないのにベッドに入ったせいで眠れないということもある。

基本的に、目を閉じてから20分ほど経っても眠くならないときは、一度起きて寝室から出たほうがいい（「ほど」と言ったのは、いちいち時計をチェックしてほしくないからで、だいたいで十分だ）。

この方法は、専門用語でいうと「刺激制御」と呼ばれるものだ。一旦ベッドから出る必要があるのは、ベッドを睡眠とセックスをする場所に限定するためだ。毎晩のように悩みごとと格闘し、目を覚ましたまま横たわっていると、脳と体が不毛な関連づけを始めてしまう。

ロシアの生理学者イワン・パブロフが、ベルの音で犬がよだれを出すという世界初の実験を行って以来、無意識のうちに強力な関連づけがなされてしまうことはわかっている。意識しているにせよ無意識にせよ、「ベッドに入ること」と「眠れないこと」を関連づけたい人なんていないだろう。20分ほど経っても眠れないなら、居心地のいいベッドから出て別の部屋に行き、しばらく座って何か時間つぶしをして、眠気がおきるのを待とう。といっても、ノートパソコンを開いたり、ドラマの再放送を観たり、ＳＮＳをチェックしたりするのはやめよう。

メラトニンを試したいなら、このタイミングで服用してもいいだろう。メラトニンは、効き目が表れるのに約30分かかる。

眠くなるまで待つあいだは、リラックス音楽や退屈なポッドキャスト番組を聴いたり、前にも読んだことがある本を読んだりして過ごすのがいいだろう。わたしの場合、寝つきはいいのだが、夜中によく目が覚める。もう一度寝つけるときもあるが、うまくいかないときもある。そんなときは、寝室とは別の部屋に昔読んだ本を積んでおいて、それを読みながら睡眠欲求がわいてくるのを待つことにしている。

ストレスや痛みを和らげる、夜の呼吸法

ヨガの呼吸法（プラーナヤーマ）は、数千年もの歴史をもつ調気法である。瞑想やヨガと

あわせて行われることが多い。この呼吸法は自律神経の一部である副交感神経系を活性化し、ストレスを軽減する。副交感神経系を刺激すると、心拍数が減り、血圧も下がる。眠れないとき、わたしはまず腹式呼吸で深呼吸するようにしている。日々の生活のなかで呼吸は浅くなりがちなので、この呼吸法は慣れるまで妙な気分になるかもしれない。

最初は鼻からゆっくり、深く息を吸い込み、肺を空気でいっぱいにする。お腹に手を当て、膨らんでいくのを感じよう。2秒息を止め、ためた息を口からゆっくりと吐き出す。最初の数回は違和感もあるだろう。日中、繰り返し練習することだ。やってみれば、心拍がゆっくりになり、リラックスできると実感するはずだ。

呼吸法にはさまざまなやり方があるが、お勧めなのは4―2―4と呼ばれるものだ。

- 頭の中で4秒数えながら、鼻から深く息を吸い込む。
- 2秒息を止める。
- 4秒間で、口から息を吐き出す。
- 何分かこれを繰り返す。かなりリラックスできるはずだ。

196ページでほかの呼吸法も紹介している。

くよくよ悩まない

夜中になるとあれこれ考えごとが頭に浮かんできて眠れない、という人は多い。子どものことから、不眠が脳に与えるダメージのことまで、どんなことでも悩みの種になる。対処法のひとつは、考え続けなくてすむよう、ベッドから出て気晴らしをすることだ。

ほかの方法として、認知行動療法を試してみるのもいいだろう。悩みに立ち向かえるよう、自らを訓練する手法だ。悩みというのは、自分が考えたことだとしても、現実ではないので、反論することもできる。父親にむかつくことを言われて、言い返すときの思考と似ているかもしれない。

たとえば、こんなふうに反論できる。

悩み「今夜はもう眠れないかもしれない。このまま眠れなかったら、朝からぐったりして、明日は使い物にならなくなる」

反論「毎日眠れないわけじゃないんだから、今晩だって眠れるはずだ。万一眠れなかったとしても、大丈夫。一晩くらい眠れなくてもどうってことはない」

悩み「また今晩も、くよくよ悩みながら横になっているだけ。どうしてぐっすり眠れないんだろう」

反論　「そんなことはない。眠れる日だってある。確かにうんざりだけど、永遠に続くわけじゃない」

マイナス思考は人生につきもので、打ち消すのは簡単なことではない。うまく立ち向かう方法を身につけたければ、資格を持ったセラピストに相談するのもいいだろう。

午前3時30分　目が覚めてしまったら？

寝つきに問題がある人もいるが、最も一般的な睡眠障害は、夜中に覚醒してしまうことだ。トイレに行きたくなって目が覚め、一度起きてしまうと眠れなくなってしまう人も多い。

途中覚醒は、たいてい寝ついてから4、5時間後、90分の睡眠サイクルの3巡目を過ぎ、浅い眠りに入ったところで起きる。例の水に潜るたとえでいうと、息継ぎしようと水面まで上がってきたのはいいが、もう一度深く潜ることができなくなるという状態だ。

そんなときは、どうすればいいのだろうか？　お勧めの対処法は、寝つけないときにすることと基本的に同じだ。呼吸法を試し、マイナス思考に立ち向かってみる。それでも20分経っても眠れないなら、一度ベッドから出よう。

ベッドを離れるのは、眠っているべき時間に目が覚めていることや、翌日への影響を気にせずに過ごすためだ。横になったままでいると、状況をさらに悪化させてしまう。

60ページでも説明したように、夜中に起きるのは人間として自然な行為で、朝まで続けて眠る習慣ができる前の時代は、いたって普通のことだったという事実を思い出してもらえば、気が楽になるんじゃないだろうか。

この目が覚めている時間を、「ナイトライフを楽しむちょっとした時間」として活用している人もいる。つい最近も、午前3時に外で写真を撮るのが好きだという人の話を聞いた。その人は、家に帰って二度目の眠りにつくのだそうだ。午前3時は手紙を書くのにぴったりの時間だという声もある。

チャールズ・ディケンズは、よく夜中にロンドンの街をうろついていたらしく、『Night Walks（夜半の散策）』というエッセイまで書いている。この深夜の散歩（5時間続くこともあった）が、ディケンズに貧困や悪習、アルコール依存などの強烈なイメージを与え、小説の題材にもなった。夜明けが近づくと、ディケンズは近くの駅に向かい、郵便を運ぶ列車が到着するのを眺めていたという。

ディケンズはこう書いている。

「駅のランプがぱっと燃えあがり、ポーターがどこからかやってきて、辻馬車や荷馬車が先を争うように持ち場につく。とうとうベルの音が鳴り響き、夜明けがそこまできていると心得た列車が、騒々しい音を立てて入ってくる」

こうした光景を見届けると、ディケンズは家に帰り、再び眠りについたという。

極端な朝型

極端な朝型だという人は、目が覚めたらそのまま起きているほうがいいかもしれない。

アメリカ人俳優のマーク・ウォールバーグは、午前2時半に起床するのが好きだという。目が覚めたらまずお祈りをして、朝食をすませ、体を鍛えるらしい。なぜ詳しいかというと、彼がよく#4amclubというハッシュタグをつけてインスタグラムに投稿しているからだ。1日のスケジュールをまとめるとこうなる。

午前2時30分　起床
午前2時45分　祈り、朝食
午前3時40分　トレーニング（第1回）
午後1時　昼食
午後4時　トレーニング（第2回）
午後5時　シャワー
午後5時30分　夕食
午後7時30分　就寝

世界随一の企業アップル社のトップであるティム・クックも、朝が早いことで知られている。[*42] 彼は午前3時45分に起床し、1時間ほどメールを書き、ジムで体を動かし、それから本格的に仕事を始めるのだ。どんなにひどい不眠症になっても、同じことはとてもできそうにない。

目を覚まし、一日を始める

ティーンエイジャーでも極端な朝型でもないなら、午前7時頃に起床するのが一般的だろう。成功者のなかにはもっと早く起きる人もいるが、イーロン・マスク（午前7時に起床）やアマゾン社の創設者ジェフ・ベゾス（午前7時から8時）、フェイスブック社のトップであるマーク・ザッカーバーグ（午前8時頃）などは、ごく平均的な睡眠パターンだといえる。[*43]

軽い運動

著名なビジネスマンたちの共通点は、起床後すぐに運動することだ。わたしも彼らを見習うようにしている。朝ベッドから出ると、まず腕立て伏せやスクワットといった抵抗運動（323ページの付録を参照）を行う。この朝のトレーニングは5分ほどで終わる。あとでやろうとしても絶対にうまくいかないので、目覚めてすぐに始めることにしている。

ランニング、水泳、ウォーキングといった有酸素運動とは異なり、抵抗運動は筋力アップと維持に最適な運動だが、睡眠の質の向上にも役立つ。近年、アメリカの学会誌『Sleep』[*44]に掲載された総説論文によると、「抵抗運動はさまざまな面で睡眠を改善するが、最も高い効果が見られるのは睡眠の質」で、「不安や抑うつの解消にも役立つ」という。

この朝のトレーニングの最大の利点は、ジムに行かなくてもでき、費用もかからないことだ。しかも、短時間で行うことができる。

光を浴びる

時間があるときは、朝食前に30分ほど犬の散歩をするようにしている。運動のためでもあるが、主な目的は早朝の光をたっぷり浴びることだ。

家の中や通勤中の車の中で浴びる光は、屋外で浴びることのできる光（雲が多くどんよりした日も含めて）の量に比べると、はるかに少ない。早朝に外に出て太陽の光を浴びることは、体内時計をリセットし、体に一日の始まりを実感させるという効果がある。

暗い冬の日が続くときや、朝の目覚めが悪くて困っているというなら、ライトボックス（照明器具）の導入を検討してみよう。高品質のライトボックスなら、1万ルクス（照明の明るさを表す単位）の光を再現できる。これは、天気のよい春の朝に外で浴びる光の強さに匹敵する。家やオフィスの中では、光の強さはわずか25〜50ルクスにとどまっている。

ライトボックスの利点は、テーブルに置いておけば、パソコン作業中や読書中にも使用できることだ。

○ライトボックスとSAD

ライトボックスというものがあると知ったのは、季節性情動障害（Seasonal Affective Disorder：ＳＡＤ）の番組を制作しているときだった。季節性情動障害は、冬季うつとしても知られており、患者は冬が始まるといつになく気分がふさぎ、春になると元気を取り戻す。多くの人がある程度の冬季うつを経験するが、人口の５％は、冬のあいだ、深刻な症状に悩まされる。気分の落ち込み、日中の眠気（睡眠が十分な場合にも）、炭水化物の食べ過ぎなどが典型的な症状である。季節性情動障害を改善するには、毎朝最低30分はライトボックスの光を浴びる必要がある。

ライトボックスは、夜型を朝型に変えるのにも役立つ。体内時計をリセットできるからだ。だが注意点がある。ライトボックスを使う時間は、抱えている睡眠障害によって異なる。極端な朝型で、起きたい時間よりも何時間も前に目が覚めてしまい（高齢者に多い）、夜は遅くまで起きていられないというなら、朝はライトボックスを使わないほうがいい。

むしろ、早朝に光を浴びるのは極力避けるべきだ。その代わり、午後遅めの時間に強い光をたっぷりと浴び、メラトニンの分泌を遅らせるといいだろう。

朝食は？

「朝食は一日で最も大切な食事」だといわれているが、1917年、『グッド・ヘルス』という雑誌に初めて登場したスローガンだという事実を知る人は少ないだろう。実はこの雑誌を編集したのは、あの「ケロッグ・コーンフレーク」の開発者のひとりであるジョン・ハーヴェイ・ケロッグだった。

しつこく唱えられてきたスローガンであるにもかかわらず、朝起きてすぐに朝食を食べることの有用性について、科学的根拠は示されていない。近年、『ブリティッシュ・メディカル・ジャーナル』に発表されたメタ分析[*45]によると、朝食に関する13の研究からデータを集めた結果、成人の場合、「朝食をとる習慣はダイエットにいい」というのは早計で、むしろ「逆効果になりかねない」とわかったという。

朝食の時間を遅らせることには、メリットがある。遅らせた分、断食の時間が長引くため、体が重要な修復を行う時間をたっぷりとれるようになるからだ。

昼寝をしてもいいのか？

昼寝といえば、以前は「地中海的」な習慣というイメージが強かった。１９７０年代にギリシャやスペインを訪れたときも、現地の人たちはお昼になると、短いシエスタ（昼寝）をするため家に帰っていた。

２０００年代初頭、シエスタは「パワー・ナップ」という名前で再び注目を浴びるようになる。提唱者は元コーネル大学心理学教授で、現在は「睡眠のエキスパート」として活躍するジェームズ・マースである。マースいわく、昼過ぎに15～20分の短い昼寝をするだけで体と脳を再充電できるという。

この説につけ加えるとしたら、いつ、どのくらい昼寝するかが肝心だということだ。起床から7時間後が理想的だろう（起床が午前6時半なら、昼寝をするのは午後1時半頃になる）。昼寝は十分リフレッシュできるくらいの長さが必要だが、深い眠りに入るほど長くてもいけない。長過ぎると、睡眠慣性に陥ってしまうおそれがある。目が覚めてもだるさが残り、昼寝する前より眠気が強くなるばかりか、夜になかなか寝つけなくなるのだ。

昼寝は椅子に座ったままでもいいが、静かな部屋で横になり、光を遮るアイマスクを装着して眠るとより効果的だ。グーグル社のように、従業員にスリープ・ポッドを提供している企業もある。交代勤務で働く人は、昼寝の恩恵が大きい（詳しくは第7章で説明する）。昼寝をするときは、寝過ごしてしまわないよう、アラームをセットするのを忘れずに。

そして、夕食

ようやく、一日のサイクルが一巡しようとしている。時間制限食事法を行う場合は、夕食の時間を少し早めて、少なくとも午後8時までには食事を終えるようにしよう。モズリー家でもそうするよう心がけている。

クレアが考案した、おいしくて、睡眠の質を高めるレシピを試してみてはどうだろうか。レシピはこの本の最後にまとめておいた。次の章では、睡眠改善効果の高い食べ物について説明する。

まとめ

- 睡眠を改善したいなら、いつ就寝し、いつ起床するのか、つまり睡眠時間帯を定め、それをできるだけ守ること。
- 快適に眠るための習慣を身につけ、睡眠衛生を向上させる。カフェインやアルコールは適量にし、寝室には電子機器を置かない。涼しく、暗く、静かな場所で眠ること。
- 睡眠薬と異なり、メラトニンは依存症になることなく睡眠の質を改善してくれる。

マグネシウムやラベンダー、その他市販の治療薬については、効果を示す証拠が限られている。

- 呼吸法は心拍数を下げ、悩みを忘れるのに最適の方法だ。
- 夜中に目が覚めてから、もう一度眠るのが難しいときは、一旦ベッドから出て、眠気が起きるまでは寝室に戻らないようにしよう。
- ライトボックスの購入や、早朝のウォーキング、ランニングも検討してみよう。毎朝30分、外で太陽の光を浴びることは、体内時計をリセットする効果がある。
- 昼寝をするときは、午後2時以降にはしないこと。長さも20分以内にとどめる。

第5章

快適に眠るための食事

第4章でも触れたが、わたしは数年前、『かしこい腸ダイエット』という本を書き、食べ物が腸内の微生物叢（何兆個もの微生物の集団）に与える影響を取り上げ、善玉菌を増やし、悪玉菌を最小限に抑えるためのレシピやヒントを紹介した。微生物叢を元気にすれば、体重は減り、免疫力もアップし、気分もよくなるのだ。

以来、食べ物と気分の関係については、さまざまな研究が行われてきた。特定の食べ物が睡眠におよぼす効果を明らかにしたものもある。いくつか例をあげてみよう。

● 人間栄養学研究所（ニューヨーク州）の研究グループが行った画期的な実験*46によると、食物繊維やタンパク質が豊富な食事をとった被験者は眠りが深く、糖分と単純炭水化物（単糖類などの単純糖質）が豊富な食事をとった被験者は細切れ睡眠になりがちだという。

●同じ研究グループによる別の研究[*47]では、２２００人以上のアメリカ人の食事と睡眠パターンを分析したところ、「地中海食スコア」（１４２ページ参照）が高い食事をとっている人は、典型的なアメリカ人の食事をとっている人に比べて睡眠時間が長いことがわかった。

●２０１７年、フード・アンド・ムード・センター（オーストラリア、メルボルン）所長のフェリス・ジャッカ教授は、中度から重度のうつ病患者に「地中海式」の食事をとらせたところ、気分が劇的に改善し、多くがうつ状態を脱したという画期的な研究論文[*48]を発表している。

●２０１９年10月に発表された最新の研究[*49]では、アメリカの研究者たちが、腸内に特定の細菌（とくにバクテロイデス門と呼ばれる細菌グループ）を多く保有する人の睡眠はより深く、効率的で、夜中に目を覚ます回数も少ないことを明らかにしている。

これ以外の研究結果についてものちほど詳しく見ていく。その前に、睡眠によいといわれる代表的な食べ物について、その誤解を解いておきたいと思う。

七面鳥の話はまったくのでたらめ

食べ物が安眠を助けるという説は、真新しいものではない。とはいえ、本当に効果がある食べ物は何か、それを知ったら驚くかもしれない。これまで効果があるとされてきた食べ物ではないからだ。

たとえば、七面鳥だ。七面鳥を食べると眠くなるという神話がまことしやかに広がっている。インターネットで見つけた自称「睡眠のエキスパート」の説によると、「七面鳥にはトリプトファンと呼ばれるアミノ酸が豊富で、トリプトファンは脳内でセロトニンに変化するため、眠気がおこる」という。

ところが実際には、七面鳥は鶏肉や牛肉ほどトリプトファンを含んでおらず、ナッツ類やシード類、チーズと比べてもはるかに少ない。別の問題点もある。七面鳥を大量に食べれば血中のトリプトファン値は上昇するかもしれないが、血液脳関門を通過できるトリプトファンはごく少量であるため、脳にはほとんど影響を与えないのだ。同じ理由で、トリプトファンのサプリメントを摂取するのも時間の無駄ということになる。

タートチェリー（サワーチェリー）とキウイも、食べるとよく眠れる食べ物として広まっている。

タートチェリー効果の根拠といわれるのが、高齢者を対象とした小規模な研究[*50]だ。不眠症の高齢者に1日2回、2週間にわたって、グラス1杯（240ミリリットル）のチェリー・ジュースを飲んでもらったところ、不眠症状がやや改善されたという。この効能は「タートチェリーにはメラトニンが多く含まれる」ことが理由とされているが、それはまったくの見当違いである。効果を発揮できるほどのメラトニンを摂取するためには、毎日500リットルのチェリー・ジュースを飲まなければならない。

キウイに関しては、シンガポールで行われた小規模な研究[*51]がある。24人の被験者に、2週間にわたり、毎日就寝前にキウイを2個食べ続けてもらったところ、いくらか安眠効果が見られたということだった。だが、わたしが実際に試してみたところ、睡眠の質はよくなるどころか悪化し、さらには当分キウイはほしくないという気分になってしまった。

チーズを食べると悪夢を見る、という説も浸透している。寝る前に飽和脂肪が豊富な食べ物を食べ、その晩よく眠れなかったとしても、それがほかならぬチーズの悪影響なのかどうか、チーズが悪夢の引き金になることを示す根拠は何もない。チーズが悪夢の原因になるという説は、チャールズ・ディケンズの『クリスマス・キャロル』に端を発するといわれている。主人公のエベネーザ・スクルージが、悪夢を見たのはチーズを食べたせいだと文句を言う場面からきているらしい。だが、2005年にサレー大学（イギリス）の研究者たちが、200人の被験者を集め、1週間にわたり、毎晩いろんな種類のチーズを食べて悪夢を見たかどうか記録をつけてもらったところ、これといった結果は示されなかった。ただ、チーズを食べるといつもより鮮やかな夢を見ることはあるらしい。[*52]

睡眠の質を向上させる食べ物とは

まず、わたしのお気に入りの食事法である「地中海食」について見ていこう。これは地中海周辺の国々の伝統的な食事で、おいしいだけでなく、健康上、多くの利点がある。地中海食に関する研究[*53]により、次のことが明らかになっている。

- 心臓発作や脳卒中のリスクが約30％低下する
- ２型糖尿病になるリスクが50％低下する
- 乳がんになるリスクが70％低下する

伝統的な地中海食では、オリーブオイルやナッツ類、脂肪分の多い魚、フルーツ、野菜、全粒穀物を大量に消費する。脂肪分たっぷりのヨーグルトやチーズもよく食べる。夕食のお供には、赤ワインが1、２杯ついてくる。ケーキやビスケット、あるいは加工度の高い食品はほとんど出番がない。次の質問に答えると、自分の食事の「地中海食スコア」の高さがわかるだろう。

あなたの「地中海食スコア」は?

質問の答えに、「はい」はいくつあるだろうか。「はい」が10個以上なら、「地中海食スコア」が高いといえる。

1 料理に使う油やドレッシングには、オリーブオイルを使っていますか

2 毎日2食以上、野菜を食べていますか（1食につき200グラム/7オンス程度）

3 毎日2回以上、フルーツを食べていますか（甘みの強いトロピカルフルーツは含まない）

4 加工肉を食べるのは、1日に1食以下ですか（1食につき100グラム/3・5オンス程度）

5 週に3回以上、高脂肪ヨーグルトを食べていますか

6 週に3食以上、マメ科の食物（エンドウ豆、インゲン豆、レンズ豆など）を食べていますか（1食につき150グラム/5・25オンス程度）

7 週に3食以上、全粒の穀物を食べていますか（1食につき150グラム/5・25オンス程度）

8 週に3食以上、脂肪分の多い魚、エビ、貝類を食べていますか（1食につき100〜150グラム/3・5〜5・25オンス程度）

9 ケーキやビスケットなどの甘いお菓子を食べるのは、週に3回以下ですか
10 週に3回以上、ナッツ類を食べますか（1回につき30グラム／1オンス程度）
11 週に3回以上、にんにく、玉ねぎ、トマトを使ったメニューを作りますか
12 週に7杯程度の赤ワインを飲んでいますか
13 1日に2回以上は、テーブルに着いて食事をしていますか
14 甘味飲料や炭酸飲料を飲むのは、週に1回以下ですか

備考

- じゃがいもは野菜に数えない
- 甘みの強いトロピカルフルーツには、メロン、ブドウ、パイナップル、バナナなどが含まれる
- 加工肉には、ハム、ベーコン、ソーセージ、サラミなどが含まれる
- 全粒の穀物には、キヌア、全粒ライ麦、ブルグア（トルコおよび周辺地域で食べられる、小麦を半ゆでにして乾燥させ、粗挽きした食品）などが含まれる
- ナッツ類には、クルミ、アーモンド、カシューナッツ、ピーナッツが含まれる（無塩のものに限る）

● 1週間に7ユニット（1ユニット＝純アルコール8グラム）以上のアルコール摂取は、健康にリスクを生じるおそれがある（注：飲酒のガイドラインは、国によって異なる）

地中海食と睡眠

地中海食に関する研究のほとんどは、心臓発作やがん、認知症、糖尿病といった疾患のリスクを下げる効果に焦点を当てたものだが、近年では定評のある学術誌において、地中海食が睡眠に与える影響に着目した大規模研究の成果も発表されている。

2019年5月には、イタリア人成人の食事と睡眠の質との関連性を明らかにする研究[*54]も行われれている。MEALスタディと名づけられた研究[*55]では、シチリア島の都市であるカタトーニア県に住む1314人の男女からデータを集めている。

研究者たちは、被験者の食事を詳細に記録し、回収した食事に関するアンケートへの回答から、被験者を4つのグループ（地中海食スコアが「低い」から「高い」まで、4つの段階）に分類した。

被験者はピッツバーグ睡眠質問票（77ページで紹介したものよりも、より詳細な質問票）にも回答している。

研究者グループが食事と睡眠の質とを比較したところ、地中海食スコアが高いグループの中で「質のよい睡眠がとれている」と答えた人は、スコアが低いグループの2倍以上になることがわかった。しかも、睡眠時間が長いだけでなく、睡眠効率も高く、夜中に目が覚めることもあまりないというのだ。

興味深いのは、「質のよい睡眠がとれている」と答えたのは、標準体重あるいはやや太り気味の人に限られるということだ。男女問わず、肥満傾向（BMI30以上）のある人は、健康的な食事をしていても睡眠の質は保証されていなかった。

これらの研究結果をふまえて、さらなる大規模研究[*56]が行われた。アメリカ在住の2000人の中年男性および女性を対象に、食事が睡眠に与える影響を調べたものである。この研究でも、地中海食スコアと睡眠の質とのあいだには明らかに関連性があることがわかった。

こうした観察研究の問題点は、食事が健康的だから睡眠の質が高くなるのか、睡眠の質が高いから食事も健康的になるのかがはっきり判断できないということだ。先にも述べたとおり、人には睡眠不足になるとジャンク・フードが食べたくなるという傾向もある。

そこで着目したのが、コーネル大学（ニューヨーク州）が実施したまったく新しい介入研究[*57]である。研究者側が被験者の食事を指定し、その食事が睡眠にどんな影響を与えたのかを分析したのである。

この研究では、26人の成人（男性13人、女性13人）に5日間、睡眠研究室で睡眠をとってもらい、睡眠中の脳波を詳しく調べている。このあいだ、被験者は、脂質、タンパク質、炭水化物、繊維質、糖質の量がそれぞれ異なる食事をとっていた。

その結果、飽和脂肪、炭水化物、糖質を多く含む食事をとった人は、眠りが軽くなり、夜中に目が覚めやすいことがわかった。一方、タンパク質や繊維質の多い食事をとった人は、寝つきもよく、深い眠りについていた時間も長かった。

このように地中海食が睡眠を助けるといわれているのには、さまざまな理由がある。

1 地中海食におなじみのオリーブオイル、脂肪分の多い魚、豆類、野菜といった食物には、オレイン酸、オメガ3脂肪酸、ポリフェノールなどの抗炎症性化合物が含まれている。炎症は関節炎やその他の痛みを伴う症状を引き起こすため、安眠の妨げにもなる。また、年齢とともに起こりやすくなる神経炎症（脳の炎症）も、睡眠不足や認知症の原因となることが知られている。

2 地中海食は腸内の「善玉菌」を増やしてくれる。善玉菌は、強力な抗炎症性物質や、不安を軽減するという「気分がよくなる」化学物質を生成する。夜眠れない主な原因は、あれこれ思い悩んでイライラすることなので、気分をよくしてくれるものなら、安眠効果もあるはずだ。

地中海食が気分に与える影響

わたしはディーキン大学（メルボルン）フード・アンド・ムード・センター所長として精力的に活動しているフェリス・ジャッカ教授の大ファンだ。ジャッカ教授とそのチームは、食べ物が脳や気分、心の健康に与える影響を明らかにしようという先駆的な研究を行っており、大いに感銘を受けている。

ジャッカ教授の研究のことは、２０１７年に発表されたＳＭＩＬＥｓ試験[*58]の結果を通して知った。健康的な食事にうつ病の改善効果があるかどうかを調査した、世界で初めての介入研究である。本当に画期的な研究で、これまでに例がないだけに、道のりも険しいものだったはずだ。

こうした研究を実現するにはかなりの時間がかかるため、今振り返ってみてもこれは驚異的な研究だといえる。ジャッカ教授らは当初、中度から重度のうつ病患者１８０人を対象に研究を始める予定だった。だが、３年間の試行錯誤の末、被験者は67人にとどまることになった。

被験者の人数が制限されると、介入による影響が立証しづらくなるという問題点が生じる。ジャッカ教授は、結果が「重要」とみなされるためには、食事が睡眠におよぼす影響がそれこそ劇的なものでなければならないとわかっていた。

67人の被験者からランダムに33人を選び、栄養士の指導のもと、「改良版」地中海食を食べてもらい、残りの34人には「社会的なサポート」を提供した。

「改良版」地中海食を食べるグループには、全粒の穀物、野菜、フルーツ、豆類、無塩のナッツ、卵や乳製品を積極的にとるよう勧めた。また、1日にスプーン3杯のオリーブオイルを摂取し、最低でも週に2回は魚や鶏肉を食べてもらった。意外なことに、牛肉やラム肉などの赤身の肉も、週に2、3回はとるよう指示したという。先行研究で、赤身肉の摂取と気分の変化に関連があるという結果が出ていたためだ。これには、赤身肉に含まれる鉄分やビタミンB_{12}が関係していると考えられる。[*59]

被験者たちには、お菓子、精製された穀類、揚げ物、ファストフード、加工肉、甘味料といった不健康な食べ物の摂取を控えるよう指導した。

ふさわしい被験者を集め、食事を細かく指定するなど準備に心血を注いだにもかかわらず、何も発見できなかったらと、ジャッカ教授は不安を感じていたという。それだけに、期待以上の結果が得られて、感無量というところだろう。

「改良版」地中海食を食べた被験者グループのうち3分の1弱は、気分が劇的に改善し、うつ状態から脱したと診断された。この割合は、社会的なサポートを受けた被験者グループの4倍にあたる。しかも、試験前と食生活の変化が最も大きかった被験者が、最も改善が見られたのだ。食事を変えれば気分もよくなるということを強力に示す結果だといえる。

被験者のなかには、セラピーや投薬治療を試しても改善しなかった人もいた。その女性はあとになって、ジャッカ教授にこう伝えた。「このプログラムが最後の頼みの綱でした。うまくいったことに、心から感謝しています」

重いうつ病に長らく苦しんできた被験者もいた。この男性は、研究に参加したことにより、心の病気だけでなく睡眠も劇的に改善されたと語っている。

どの被験者のエピソードも印象的で心温まるものだが、従来の療法では治療が困難なうつ病が改善されたことへの感謝の言葉は、格別に思える。

それ以上に励みとなるのは、ＨＥＬＦＩＭＥＤ研究という大規模な介入研究が続き、ジャッカ教授らの研究と同様の結果が報告されていることだろう。[*60]

「お金がある人ならいいとして、健康な食事を続けるには相当の費用がかかるわけで、食費にかけられるお金が少ない人には使えない方法ではないか」と思うかもしれない。だが実際には、健康な食事のほうが、不健康な食事よりも費用を抑えることができる。ＳＭＩＬＥｓ試験の研究グループが詳細を分析したところ、指示どおりの食事をした被験者の１人あたりの食費は、１週間につき１１２オーストラリアドルだった。試験前の平均である１３８オーストラリアドルを下回っているのだ。

お金をかけずに地中海食を続けるコツは、缶詰や冷凍食品を使うことだ。季節のフルーツや野菜と同じくらいの栄養が含まれている。レンズ豆やインゲン豆、ヒヨコ豆などの食物繊維が豊富な豆類は、安いだけでなく健康的なので、食事に取り入れたいところだ。

ところで、なぜ食事は気分を改善できるのだろうか？　ジャッカ教授は、地中海食が炎症や酸化ストレスを軽減する（地中海食には、脳細胞にダメージを与えるフリーラジカルを排除する抗酸化物質が豊富に含まれている）からではないかと考えている。

さらに、地中海食は微生物叢にも働きかけている可能性があり、ジャッカ教授らの研究チームも研究に力を入れている。詳しく知りたいという方には、ジャッカ教授の著書『Brain Changer』を読んでみるといいだろう。

微生物叢とストレスと睡眠

人間の腸には1、2キロ（大きな砂糖袋ほどの重さ）の微生物が生息している。お腹の中にいる1兆個もの微生物は腸内微生物叢と呼ばれ、体細胞の数に匹敵するほどの微生物が大腸内に存在している。つまり、わたしたちの体は、半分は人間で、半分は微生物でできているというわけだ。この微生物が占める割合は絶妙なバランスが保たれている。近年、とある科学者が算出したところによると、排泄（排泄物の75％は死滅したバクテリア）しただけで、ほんの一瞬「人間の割合」が増えるという。[*61]
腸内微生物叢の大部分はバクテリアだが、菌類やウイルス、原虫と呼ばれる原生動物も含まれている。なんと、ほとんどの人間の腸内には最低1000種類もの微生物が存在し、互いに闘いと再生、競争を繰り返している。微生物たちは腸内庭園、あるいは体内の熱帯雨林ともいうべき複雑な生態系を形成しているのだ。

何百万年も共に進化してきただけのことはあって、微生物たちとはおおむね良好な関係を築いている。人間は微生物に棲む場所を与え、微生物たちは人間を健康にする。かつては、微生物たちの仕事は極めてシンプルなものだと考えられていた。異物の侵入から腸を守り、ビタミンKといった人体が生成不能なビタミンを合成し、未消化の繊維質を取り込んで臭いにおいのする物質を生産する。腸内ガス（おなら）は、微生物が活動している証拠なのだ。だが最近では、微生物叢はさまざまな働きをすることがわかってきた。

- 食欲を減退あるいは増進し、食物から抽出するエネルギー量を調整することで、体重の増減を左右している。微生物のせいで太ることもある、ということだ。
- 免疫システムを制御する働きがある。腸内に適切な微生物がいなければ、アレルギーや自己免疫疾患（ぜんそく、多発性硬化症など）を発症するリスクが高まるのだ。
- さらに、微生物はわたしたちの気分や睡眠にも大きな影響を与えている。その影響力の大きさから、腸内微生物と脳との関係を研究する「サイコバイオティクス」という分野も確立されている。

結腸の末端で生きるこの微生物たちが、こんなに多くの働きをどうやってこなしているのだろうか？　微生物には歯も爪も、そもそも腕も脚もないが、化学反応を起こす優れた力を持っている。食物繊維などの体内で消化できない成分を、気分を左右するホルモン――ドーパミン、セロトニン、ＧＡＢＡ（ヴァリウムといった抗不安薬と似た作用のある神経伝達物質）などのホルモンに変えられる腸内微生物もいる。

腸内微生物のなかには、食物繊維を酢酸塩という炎症鎮静作用に優れた化学物質に変えるものもいる。慢性炎症は、がんや心臓疾患といったあらゆる疾患の陰に潜んでいる。酢酸塩は炎症を抑えるだけでなく、腸壁を健康に保ち、細菌や毒素が血管へと逃げ出すのを防ぐ働きも担っている。この本に収録したレシピ集でも、効果が認められた食べ物を紹介する。

健康に長生きする秘訣は、健康に役立つ各種の微生物たちを腸内で育むことである。さまざまな生き物が生息する熱帯雨林のように、豊富な種類の微生物を数多く有することが重要なのである。

多様性が重要

多様な微生物が腸内に集まれば集まるほど、微生物叢全体がより強力になる。微生物同士の競争も激しくなり、特定の微生物に支配されることもない。また、個々の微生物が働きかけるさまざまな作用も期待できる。炎症を鎮める消防士のような微生物から、腸壁を修復する建設業者のような微生物、安眠を助ける薬品を製造する薬剤師のような微生物まで、多くの微生物の恩恵にあずかることができるのだ。

一方、腸内微生物叢の種類や数を減らしてしまうと、さまざまな慢性疾患を発症することもわかっている。肥満や炎症、2型糖尿病、大腸がんやアレルギーのリスクが高まるのだ。

残念ながら、腸内微生物叢を多様に保つことは、年齢とともに難しくなる。年をとると消化のしやすいインスタント食品を食べることが多くなり、食べるものの種類が限られてしまうからでもある。加工度の高い食品の問題点は、保存期間を延ばすために、微生物の嫌う乳化剤を含んでいるということだ。

60代になると、ラクトバシラス属やビフィズス菌などの健康な微生物は激減し、炎症の原因となる日和見菌が活発になる。日和見菌と呼ばれるのは、少しでもチャンスがあれば感染症を引き起こそうとするからだ。また、高齢者は処方薬を飲んでいることも多く、そうした薬は微生物を破壊することもある。運動不足も微生物叢の種類を減らす要因になる。腸内環境をよい状態に保つことで、高齢者でも慢性疾患の発症リスクを下げ、安眠しやすくなるという研究結果も出ている。

腸内がどれほど多様性に富み、どんな微生物が存在しているのかを知りたければ、便を検査してもらうといいだろう。検査を行っている企業はたくさんある。100ポンド（約1万4000円）足らずの費用で、腸内の微生物叢を調べ、報告書にまとめて送ってくれる。手順はシンプルだ。ウェブサイトを通じて費用を支払うと、プラスチックの試験管とへら、便サンプルの採取方法を記した指示書が送られてくる。試験管にサンプルを採取し、よく振る。あとは郵送し、結果を待つだけだ。結果は2カ月ほどで届く。

わたしも数年前、便を調べてもらったのだが、結果は興味深いものだった。なかでも印象的だったのが、便に含まれる微生物の種類が、「シンプソンの多様度指数」（多様性の度合いを示す数値）で7・99だったことだ。これまでに検査を受けた人のなかでも、「最も多様な微生物を保持する」とされる上位30％に入るらしい。すばらしい結果が出たとはいえ、まだまだ改善の余地はあると思っている。

微生物の多様性と睡眠の関係

2019年10月、ノバ・サウスイースタン大学（フロリダ州）の研究グループが、ある研究の成果を報告している。[62] 被験者に活動モニターを装着してもらい、1カ月にわたる睡眠パターンを調査したのだが、同時に便サンプルも回収し、詳しく分析したというのだ。

その結果、体内の微生物の種類が豊富であるほど、睡眠の質が高くなる（より長く眠り、睡眠効率もよく、夜中に目が覚める回数が少ない）という事実が明らかになった。

微生物を多様に保つことの重要性が確認できたわけだが、加えて、睡眠の質が高い人の腸内に特有の微生物の種類も特定できた。睡眠を促進する神経伝達物質ＧＡＢＡを産生するバクテロイデス門や、同じく睡眠を促進する神経伝達物質セロトニンを産生するコリネバクテリウム属などである。

さらに興味深い結果として、多様な微生物を有する被験者は、血中のインターロイキン-6と呼ばれるサイトカインの値も高いことがわかった。インターロイキン-6は免疫システムの制御に重要な役割を果たし、睡眠や記憶にも作用する。

２００９年、ドイツの研究グループが、インターロイキン-6に関する実験[63]を行っている。実験は二晩にわたって行われた。健康な被験者を睡眠研究室に集め、就寝前に短い物語を読んでもらい、一方のグループにはインターロイキン-6を、もう一方には無害なプラセボを鼻腔《びこう》に噴射した。翌朝、被験者たちに、前の晩に読んだ物語から、言葉を思い出せる限り書き出してもらうと、インターロイキン-6を吸収したグループはめざましい成果をあげた。プラセボを吸収したグループと比べ、よく眠れていただけでなく、より多くの言葉を記憶していたのである。

この結果は、よい微生物を増やすことは体や脳にとってもプラスになるだけでなく、睡眠の質向上にも役立つということだ。まさにウィンウィンである。だが、どうやって微生物を増やせばいいのだろうか？　まずは、プレバイオティクスとプロバイオティクスを摂取することから始めるといいだろう。

プレバイオティクス

プレバイオティクスとは、「消化されない食物繊維」の種類で、腸内の「善玉菌」を増やす肥料のような働きをするものだ。多くの野菜は食物繊維が豊富だが、微生物叢を活性化する成分を含まないものはプレバイオティクスではない。代表的なプレバイオティクスには、次のようなものがある。

インゲン豆、レンズ豆

インゲン豆やレンズ豆は、地中海食の中心となる食材だ。プレバイオティクスである食物繊維が豊富なだけでなく、睡眠にいいとされるビタミンBやタンパク質も豊富である。豆類は、肉類の優れた代用品となる。肉とあわせて（肉を使わなくてもいいが）スープやシチューの具材にしてもいいし、カレーに入れてもおいしい。フムス（レトルトも市販されているし、ひよこ豆の缶詰から作ることもできる）などは、野菜につけて食べると栄養価の高いディップになる。インゲン豆やレンズ豆は睡眠を助ける食べ物の代表格だ。おいしく食べる方法については、227ページからのレシピ集を参照のこと。

玉ねぎ、ニラ、にんにく

アリウム属の野菜には、抗酸化物質やその他の栄養素がぎっしりと詰まっており、イヌリンというプレバイオティクスも含まれている。わたしはアリウム属の野菜が好きで、毎日のように料理に使っているし、収録したレシピにもたびたび登場する。スペイン料理にはソフリットと呼ばれるすばらしいトマトベースがある。にんにく、玉ねぎ、パプリカ、トマトをオリーブオイルで炒めて作る料理で、鶏肉や魚、小エビとあわせると絶品だ。

チコリー、ラディッキオ

サラダの食材としておなじみのチコリーやラディッキオも、プレバイオティクスを含む野菜だ。チコリーの根はとくにイヌリンが豊富で、その繊維成分の半量を占めている（248ページを参照のこと）。チコリーの根は、カフェインフリー・コーヒーの材料としてもよく使われる。

キクイモ（エルサレム・アーティチョーク）

キクイモの繊維成分の70％以上がイヌリンであり、イヌリンの摂取に最適の食べ物だ。消化できない炭水化物が豊富に含まれており、お腹にガスがたまりやすくなるため、「ファーティチョーク」（ファート＝おなら）と呼ぶ人もいる。普段あまり野菜を食べない人や、免《めん》疫《えき》芽《が》球《きゅう》性《せい》肉《にく》腫《しゅ》（ＩＢＳ）の患者は、キクイモを食べるのはできるだけ控えたほうがいいだろう。そうでなければ、レシピで紹介しているキクイモのスープ（239ページ）や牛肉とキクイモのキャセロール（279ページ）を試してみてはいかがだろうか。

全粒穀物

全粒穀物も、伝統的な地中海食の中心となる食材だ。炭水化物を極力控えている人は敬遠するかもしれないが、全粒穀物は善玉菌が大好物の繊維質をたっぷり含んでいる。普段よく食べる小麦や米の問題点は、食卓に上る頃には繊維質や栄養素の大部分が失われている点だろう。微生物叢を元気にするために、白米から玄米に切り替え、全粒穀物も食事にプラスしてみよう。

オーツ麦

オーツ麦はポリッジ（かゆ）にして食べることが多い。わたしもふすまや煎《い》ったクルミを混ぜたポリッジが大好物だが、加工度の高いインスタントのオーツ麦は避けたいところだ。火にかけるか電子レンジで調理すれば、数分でちゃんとしたポリッジを作ることができる。２３０～２３２ページのレシピも参考にしてほしい。

大麦

大麦は古くから食されてきた、ナッツのような風味のおいしい穀物だ。スープやシチューに使うといいだろう。大麦はオート麦と同じくβグルカンが豊富なため、プレバイオティクスとしても優れている。βグルカンは可溶性食物繊維で、体内の微生物叢を活性化するだけでなく、コレステロール値を改善する効果もある。βグルカンがコレステロールを腸内にとどめ、吸収されないようにしてくれるのだ。

亜麻仁

亜麻仁はほんのりとナッツの味がする種子で、やはり体にいいプレバイオティクスである。朝食のポリッジに振りかけてもいいし、煎ってサラダにプラスすれば食感も楽しめる。不溶性の食物繊維を多く含み、体内の微生物叢の養分となるだけでなく、便通を改善する働きもある。

フルーツ

リンゴや洋梨のとくに皮の部分には、微生物叢が好む繊維質が豊富だ。リンゴ（中サイズ）の皮にはおよそ4グラム、洋梨（中サイズ）にはおよそ5グラムの食物繊維が含まれている。煮リンゴをヨーグルトに入れてもいいし、角切りリンゴにシナモンをまぶしてオーブンで焼いてもおいしい。我が家では、クランブル（小麦粉、砂糖、冷たいバターを混ぜてそぼろ状にしたイギリスのお菓子の生地）を作るときも皮をむいたりしない。

イチゴ、ブラックベリー、ラズベリーは意外なことに、食物繊維が豊富で糖分は少ない。

ビタミンCを摂るのに最適なフルーツで、葉酸（ビタミンB_9）もたっぷり含まれている。

海藻

ぬるぬる、ネバネバしていて特有の磯の香りがする海藻は、一風変わっているがくせになる味だ。一般的によく見かけるのは、海苔、紅藻《こうそう》の一種であるダルス（揚げたベーコンのような味がすると聞いていたのだが、そうでもない）や昆布（グルテンフリーの麺の材料になる）などだろう。海藻はビタミンやミネラル、繊維質がたっぷり摂れる優秀なプレバイオティクスで、オメガ3脂肪酸の優れた供給源だ。難点があるとすれば、味が独特すぎることだろうか……。

ココア

わたしはチョコレートに目がなく、いくらでも食べられる。ミルクチョコレートは脂肪分と糖分が追加されているため健康的とは言い難いが、ココア自体は非常に健康的な食材だ。無糖のココアパウダーは、成分の30％以上が繊維質で、腸内微生物が喜ぶフラボノイドやポリフェノールの優れた供給源でもある。

プレバイオティクスのサプリメント

ビタミン剤やフィッシュオイルのカプセルといったサプリメントの効果には疑いの目を向けるほうなのだが、数年前、睡眠についての番組を制作していた際、ビムノ（Bimuno）という製品を自ら試すことになった。ビムノはプレバイオティクスであるガラクトオリゴ糖を含む繊維サプリメントで、定期的な摂取によってビフィドバクテリウム属などの善玉菌が増えると実証されている。

本来、腸の不調改善を目的とするサプリメントだが、神経科学者のフィル・バーネット教授の監修のもと、睡眠への影響を調べるために摂取することになったのだ。バーネット教授は、オックスフォード大学を拠点として、腸内微生物やプレバイオティクスが脳機能に与える効果を専門に研究している。

まず、バーネット教授が特別に設計したスリープ・トラッカーを1週間装着し、基本となる睡眠パターンを記録した。それから粉末のビムノ（小袋に入っていて、お茶やミルクに混ぜて飲む）の摂取を数週間続け、一旦飲むのをやめた。

このちょっとした実験が終わると、スリープ・トラッカーをバーネット教授に送り返した。それから数日後に、教授と結果について話をすることになった。

わたしの疑いはよそに、ビムノの摂取は効果を発揮しているようだった。飲みはじめて数日後にはよく眠れるようになり、飲むのをやめると、いつもの睡眠（安眠できない）に戻ってしまったのだ。スリープ・トラッカーの記録も、それを証明していた。バーネット教授によると、サプリメントを飲む前は、わたしがベッドにいる時間のうち、実際に眠っているのは79％で、21％は覚醒状態だった。つまり、わたしの睡眠効率は79％と、非常に悪いものだったのである。

だが、サプリメントを飲みはじめてから5日経つと、睡眠効率は92％という驚異の改善を見せた。教授が頭を悩ませたのは、ある晩のデータだった。グラフを指さし、教授は言った。「きみの睡眠効率は、ここで一気に下がっている。何をしていたのか覚えているかい？」

「その日は飲みに出かけていました」とわたしは告白した。「あなたに気づかれるのだろうかと、そのとき思っていました」

サプリメント以外に、ガラクトオリゴ糖をたっぷり摂取する方法はないのだろうか？　バーネット教授によると、レンズ豆、ひよこ豆、インゲン豆、ライ豆、カシューナッツなどを食べても同じ効果が得られるという。ただ、サプリメントには相当量のガラクトオリゴ糖が含まれているが、それを食べ物から摂取しようとすると、効果が出るのに時間がかかってしまうかもしれない。

番組がイギリス国内で放映されると、視聴者はこぞってビムノを買い求めた。今でもたまに、道で声をかけられ、番組を観てビムノを飲みはじめ、よく眠れるようになったと言われることがある。一方で、お腹にガスがたまりやすくなったという人もいる。また、免疫芽球性肉腫の患者がビムノを飲むと、腸に炎症を起こすおそれがある。

プロバイオティクス

微生物叢にプレバイオティクスを与えるのは大切なことだが、そもそも、お腹にいい微生物を十分保有していることが重要だ。そこで、プロバイオティクスの出番である。プロバイオティクスは生きた微生物あるいは酵母のことで、摂取すると、腸まで届いて微生物叢を補強する効果が期待できる。プロバイオティクスを含むカプセルやサプリメントなど、さまざまなものが市販されているが、ここはやはり、食事の形で「いい微生物」を増やしたいものである。

ヨーグルト

ヨーグルトは地中海食の中心となる食べ物で、プロバイオティクスのラクトバシラス属の優れた供給源となる。わたしは脂肪分の高いギリシャ・ヨーグルトが好きで、フルーツで甘味を添えるか、シナモンや亜麻仁、ナッツ類を振りかけて食べている。

チーズ

牛乳やヨーグルトと同じく、脂肪分が高く、混ぜ物がないチーズが好きだ。チーズを食べると悪夢を見るという説は信じていないものの、寝る直前には食べないほうがいいかもしれない。すべてのチーズが生きた微生物を含んでいるわけではないし、加工チーズにはほとんど含まれていない。ゴーダ、モッツァレラ、チェダー、カッテージといったチーズや、ロックフォールなどの青カビチーズには「善玉菌」が豊富である。

発酵食品

野菜から魚まで、ほとんどの食べ物を発酵させることができるが、発酵食品にはなじみがないという人には、ザウアークラウトやキムチといった伝統的な食品をお勧めしたい。家庭で作ったものはよりおいしく感じる。『かしこい腸ダイエット』でクレアが作り方を説明しているが、本書の317ページでも新しいレシピを紹介する。

微生物叢が多様であればあるほどよく眠れるとしても、どのプロバイオティクスがより大きな力を発揮するのかについては、まだまだ研究が進んでいない。日本で行われた研究[*64]によると、妊娠中、積極的に発酵食品を食べた女性の子どもは、0歳児のときによく眠る傾向が強いという（赤ちゃんは母親から微生物叢をもらう）。だが、食べ慣れているという人以外は、妊娠中に発酵食品をたくさん食べるのは注意したほうがいいだろう。よく眠れるようになるという人もいれば、かえって眠れなくなったという人もいると聞く。

プロバイオティクスのサプリメント

プロバイオティクスを摂取できる食べ物あるいはサプリメントが睡眠におよぼす影響については、さほど多くの研究がなされていない。2019年3月にヴェローナ大学（イタリア）を拠点とする神経科学者のグループが発表した小規模な研究[*65]はそのひとつだ。38人の学生（男女）に、6週にわたって毎日4種類の微生物（ラクトバチルス・ファーメンタム、ラクトバチルス・ラムノースス、ラクトバチルス・プランタルム、ビフィドバクテリウム・ロンガム）を含むプロバイオティクスのサプリメント、またはプラセボを服用してもらった。自分が飲んでいるのがサプリメントかプラセボかは、本人には知らせなかった。

被験者となった学生たちは、実験の開始時、中間、終了時に、気分や睡眠の質に関する質問票に答えた。その結果、プロバイオティクスのサプリメントを服用した学生は、プラセボを服用した学生と比較して、気分と睡眠の質がわずかに改善していることがわかった。

○免疫芽球性肉腫の患者や腸の不調を抱えている人、免疫力が低下している人は、注意が必要

人によっては、体にいい微生物叢を増やすのに時間がかかるかもしれない。また、普段食べ慣れていない人が食物繊維を摂ると、腹部の膨満感や鼓腸《こちょう》、軽い下痢を起こすこともある。こうした症状は時間が経てば改善されるが、最初は少量から試したほうがいいだろう。免疫芽球性肉腫の患者はさらに注意が必要で、繊維質や発酵食品を避けるべき場合もある。免疫力が低下している人は、まず医師に相談すること。

時間制限食事法

第4章では、夕食を早めに、朝食を遅めにとって、一時的に断食期間を設けるという注目の食事法があるとご紹介した。時間制限食事法を実践すれば、睡眠の質が確実に向上するはずだ。

最近、ソーク研究所の研究者たちが行った実験[*66]では、肥満傾向にある被験者の食事時間帯を10時間以内（14：10）に制限したところ、12週間で平均3・3キロの減量に成功し、ウエストサイズ、血糖値、血圧に加え、「悪玉コレステロール」の値も下がった。それにとどまらず、被験者たちはより長く眠れるようになり、夜中に目が覚める回数も減っていたという。

時間制限食事法は慣れるまでに時間がかかることもあるが、ほとんどの人はいつの間にか適応できるようになっている。まずは、夜間の断食期間を12時間（12：12）から始め、じょじょに14時間（14：10）まで増やしていくといいだろう。
食べるものと食べる時間を変えれば、睡眠の質は向上する。

まとめ

- 就寝3時間前からは、なるべく食事をしない。
- 夜間に12時間から14時間の断食期間を設けてみる。
- 砂糖、甘いお菓子や飲み物、デザート（とくに市販のもの）は、睡眠を細切れ化する要因となるので控えること。
- 玄米、キヌア、ブルグア、全粒ライ麦、全粒大麦、ワイルドライス、そば粉、レンズ豆、インゲン豆などの食物繊維を積極的に摂るようにする。
- オーツ麦のおかゆ（加工インスタント食品は除く）は朝食に最適。
- 脂肪分の多いヨーグルトはプロバイオティクスの優れた供給源となる。甘味としてブラックベリーやイチゴを加えるか、ナッツを散らすといいだろう。
- おやつをナッツ類にする。ナッツ類には深い眠りへと導くタンパク質や繊維質が豊富。塩や砂糖で味つけしたものは、ついつい食べ過ぎてしまうので避けること。

- 鮭やマグロ、サバなどの脂肪分の多い魚にはオメガ3脂肪酸がたっぷり含まれているので、週に2、3回は食べよう。アメリカで収監者を被験者に行った実験でも、脂肪分の高い魚を食べると睡眠が改善されるという結果が出ている。
- 体内の微生物が最も喜ぶおやつは、ベリー類、リンゴ、洋梨といった果物である。
- アルコール類を飲みたいときは、夕食時に限ること。1日にグラス1杯程度を上限に、できるだけ赤ワイン（白ワインよりも体にいいと研究で示されている）を飲むこと。

郵 便 は が き

141-8205

おそれいりますが
切手を
お貼りください。

東京都品川区上大崎3-1-1
株式会社CCCメディアハウス
書籍編集部 行

CCCメディアハウス　書籍愛読者会員登録のご案内
＜登録無料＞

本書のご感想も、切手不要の会員サイトから、お寄せ下さい！

ご購読ありがとうございます。よろしければ、小社書籍愛読者会員にご登録ください。メールマガジンをお届けするほか、会員限定プレゼントやイベント企画も予定しております。
会員ご登録と読者アンケートは、右のQRコードから！

小社サイトにてご感想をお寄せいただいた方の中から、
毎月抽選で2名の方に図書カードをプレゼントいたします。

■アンケート内容は、今後の刊行計画の資料として
利用させていただきますので、ご協力をお願いいたします。
■住所等の個人情報は、新刊・イベント等のご案内、
または読者調査をお願いする目的に限り利用いたします。

愛読者カード

■本書のタイトル

■本書についてのご意見、ご感想をお聞かせ下さい。

※ このカードに記入されたご意見・ご感想を、新聞・雑誌等の広告や
弊社HP上などで掲載してもよろしいですか。
はい（実名で可・匿名なら可）　・　いいえ

<table>
<tr><td>ご住所</td><td colspan="3">□□□-□□□□　☎　—　—</td></tr>
<tr><td rowspan="2">お名前</td><td>フリガナ</td><td>年齢</td><td>性別</td></tr>
<tr><td></td><td></td><td>男・女</td></tr>
<tr><td colspan="4">ご職業</td></tr>
</table>

第6章

熟睡プログラム

ここまでは、最新の研究や、寝つきや安眠の妨げとなる要因、睡眠衛生を改善するポイントを見てきた。ここからは、これらの情報をすべて取り入れた4週間の熟睡プログラムをご紹介する。このプログラムを実践すれば、今よりもっと気分がよく、元気になり、頭もすっきりするはずだ。

まずは、プログラムの一部である睡眠制限療法（第4章でも触れた）が自分に合っているかどうかを検討してみよう。

睡眠制限療法はとても有益な方法だが、実践するのは簡単ではない。最初は、日中に眠気を感じ、イライラしやすくなるかもしれない。運転や機械操作をする場合は注意が必要になる。また、眠りたい時間に目を覚ましていなければならないので、我慢を強いられる。それでも、少しのあいだ辛抱すれば、効果を実感できるはずだ。

注意：健康に深刻な問題を抱えている、あるいは睡眠時無呼吸といった睡眠障害の症状がある人は、熟睡プログラムを始める前に医師に相談すること。妊娠中の女性や子どもは、睡眠制限療法を避けたほうがよい。

プログラムを始める前に

エイブラハム・リンカーン元アメリカ大統領は、かつてこう言った。「木を切る時間を6時間与えられたなら、最初の4時間は斧を研ぐのに使うだろう」。プログラムを始めるにあたり、準備すべきことをいくつかあげておく。

日記をつける

174ページの表は、睡眠日記のサンプルである。ウェブサイト*からダウンロードすることもできる。日記はプログラム開始の1週間前からつけ始め、プログラム終了まで続けること。

日記をつけるのは、自分の睡眠を評価し、睡眠効率（実際に眠っている時間）を計算するためだ。おさらいすると、8時間ベッドで過ごし、実際に眠っていたのが6時間だとすると、睡眠効率は6／8＝0・75、つまり75％ということになる（効率がいいとはいえない数値だ）。

プログラムが終了するまでに、睡眠効率85％を目指してほしい。ベッドに入ってから寝つくまでの時間があるはずなので、100％は現実的な数値とはいえない。もし、枕に頭を載せた瞬間眠ってしまうようなら、深刻な睡眠不足を疑うべきである。

85％まで効率を上げられなくても大丈夫。80％程度でも（とくに高齢者にとっては）まったく問題ない。

睡眠日記（朝、完全に目が覚めたときに記録すること）

実際の睡眠時間をどう計算すればいいのでしょうか？　スリープ・トラッカーを使えば、自動的に計算される。わたしもスリープ・トラッカーを使うようになり、睡眠の記録をつけるのがずいぶんラクになった。心拍数もモニターできるトラッカーは、体の動きを記録するだけのものより精度が高い。トラッカーを持っていない人は、就寝時刻から起床時刻までの時

＊https：//fast-asleep.com/sleep-diary/

	月	火	水	木	金	土	日
就寝前							
最後に食事をした・ 飲み物を飲んだ時刻							
最後にコーヒー・ 紅茶を飲んだ時刻							
飲んだアルコールの量（杯）							
就寝後							
就寝時刻							
寝つくのに苦労したか？							
夜中に目が覚めたか？							
（目が覚めたなら） その回数は？							
どのくらい起きていたか？							
起床時刻							
実際の睡眠時間							
睡眠効率							
睡眠を ５段階で評価すると？							
疲労感を ５段階で評価すると？							
前日について							
居眠りしたか？							
飲んだコーヒーの量（杯）							
午後の眠気はあったか？							
イライラしていたか？							
運動したか？							
食事・飲み物							
食物繊維を たっぷり摂ったか？							
発酵食品・ 飲料を積極的に摂ったか？							

間を計算し、そこから夜中に起きていた時間（概算）を引くといい。午後11時に就寝して午前7時に起床し、夜中に2時間起きていた場合は、実際の睡眠時間は8時間−《ひく》2時間＝6時間となる。

睡眠効率の計算方法は？　要は、実際の睡眠時間を「分」に直し、ベッドで過ごした時間（やはり「分」に直す）で割ればいい。先の例でいうと、360分÷480分＝75％となる。しつこいようだが、85％を目標にしよう。

睡眠を補助する製品を購入する

これまでに紹介したサプリメントを試したいというなら、今すぐオンラインストアで注文しよう（到着までに少し時間がかかる）。アメリカからメラトニンを取り寄せる場合は、最低でも1週間はかかるだろう（日本では規制があるため個人輸入は注意が必要である）。

ライトボックスは店頭でもオンラインストアでも購入できるが、1万ルクスの光が出せるもので、定評のある製品を選ぶようにしよう。

体重、ウエストサイズ、血糖値を測定する

睡眠を改善すれば健康になり、元気になると目に見えてわかれば、やる気が出るはずだ。熟睡できるようになれば、暴飲暴食もしなくなり、ウエストや首周りもスリムになるに違いない。ということで、メジャーを取り出して、実際にサイズを測ってみよう。

ウエストサイズは、腰周りではなくおへその周りで測る。なぜウエストサイズを測る必要があるのだろうか？　ウエストサイズは、内臓脂肪の量を間接的に示すもので、将来の健康状態を予測する重要なポイントである。ウエストサイズは身長の半分以下が理想とされる（身長が6フィート［約１８３センチ］なら、ウエストサイズは36インチ（約91センチ）以下が理想）。

首周りに余分な脂肪が多いと、呼吸が妨げられ、いびきや睡眠時無呼吸を引き起こす。男性の場合、首周りは17インチ（約43センチ）以下、女性の場合は16インチ（約41センチ）以下がよいとされる。１インチ（約２・５センチ）でも脂肪が落ちれば、睡眠や生活の質がぐっと改善されるはずだ。

血糖値もあわせて測定しよう。睡眠の質が下がると、血糖のコントロールも乱れる。睡眠不足はストレスホルモンであるコルチゾールを増加させる（結果、血糖値が悪くなる）だけでなく、レプチンやグレリンといった食欲増進ホルモンにも作用し、過食に陥ってしまう。

成人イギリス人の3人に1人が前糖尿病（糖尿病と診断されるレベルではないが、血糖値が高め）だといわれているが、ほとんどの人は自覚がない。慢性的な睡眠不足は前糖尿病や2型糖尿病のリスクを高めてしまう（とくに40歳以下にこの傾向が強い）。

血糖の異常を調べるには、血糖値を測定する以外に方法がない。病院で測るのもいいが、血糖値の測定機器を使って（薬局やオンラインストアでも手に入る）自宅で測るという手もある。

すでに血糖値が高めという人は、よく眠れるようになると血糖値と血圧の両方の数値が改善されると実感できるだろう。

○太り気味なのですが、睡眠の改善、減量のどちらを優先すべきでしょうか？

肥満傾向を自覚している人は、体重と睡眠、どちらの問題を先に解決するか悩むかもしれない。だが、ふたつは同時に解決できる。体重を減らせば安眠できるようになり、安眠できるようになるとウエストや首周りの脂肪を落としやすくなる。両方の問題に同時に取り組むのはもちろん大変だが、効果も倍になる。

この本に収録しているレシピは、炭水化物の少ない地中海食（詳しくは第5章参照）が基になっており、睡眠の改善に役立つだけでなく、満腹感が長く続くといううれしい効果もある。ぜい肉を落としながら、食欲も抑えてくれるのだ。

多くの人が、時間制限食事法（107ページ参照、詳細はわたしの近刊『The Fast 800』で紹介している）はダイエットに効果があり、睡眠も改善されたと言っている。ぜひ挑戦してみてほしい。

料理と発酵を始めよう！

食物繊維が豊富な発酵食品を食べて、体内の微生物叢に栄養を与えることが、熟睡プログラムの核となるポイントだ。わたしたちが開発したレシピに目を通し、プログラム期間中、どの料理を食べたいか考えてみよう。食物繊維が豊富な食事に慣れていない人は、少しずつ取り入れること。そうしないと、お腹の中にガスがたまりやすくなってしまう。

市販の発酵食品もいいが、ザウアークラウトは自分でも簡単に作れるし、作り甲斐のあるおいしさだ。ただ、発酵食品は出来上がるまでには少し時間がかかる。詳しくは317ページを参照のこと。

寝室を整える

寝室は睡眠とセックスのためだけの場所にすること。そのためには、

● 寝室にはテレビを置かない。
● 照明を明るいものから、ソフトで散光タイプのものに変える。
● 就寝時の音楽やホワイトノイズを試したい人は、プログラムを始める前に準備しておく。

○マットレスの状態は？

一般的に、マットレスは7年から10年で交換するものとされているが、製品の質や反発の具合によって、マットレスの寿命は大きく変わってくる。「たわみ」が交換のポイントだ。カバーを外して、くぼみができていないかを確認してみよう。くぼみが激しい場合は、敷きパッドを追加すれば、クッション性やサポート性も高められ、新しいマットレスを買うより費用がかからずにすむだろう。

○よい枕とは？

理想をいえば、数年おきに枕を変えたほうがいい。新しい枕に変えるタイミングは、枕をふたつに折ってみて、すぐに元どおりになるかどうかをチェックすればわかる。元に戻らないようなら、その枕は頭や首を支えるには不十分ということになる。

枕を新調するとして、どんなものを買えばいいのだろうか？　アメリカ国立睡眠財団によると、眠るときの姿勢によって変わってくるという。

仰向けに眠る人は、薄手の枕を使うと「首への負担を抑えられる」という。うつぶせに眠る人は、枕をかなり薄くするか、いっそ枕を使わないほうが背骨をまっすぐに保つことができ、腰への負担も最小限になる。横向きに眠る人（この姿勢が最も一般的）は一般的な枕で十分だが、「膝か太もものあいだに枕を挟むと、背骨のゆがみを調整できる」ということだ。

○暗くする

最後のポイントは、部屋を涼しく、暗く、静かに保つことだ。時計は寝室に置かないようにするか、目の届かないところに移動させよう。携帯電話はできれば電源を切るか、ベッドから手の届かない場所に、画面を下にして置いておく。交代勤務の人などは、質のよいカーテンか遮光ブラインドの購入も検討しよう。経済的にすませたいなら、アイマスクを使うのもいいだろう。

準備がすべて整ったら、早速プログラムを開始しよう。この4週間のプログラムは、不眠症に悩む人はもちろん、夜中に目が覚めがちな人にも効果が期待できる。

睡眠制限療法は自分には向かない、あるいは試してみたものの難し過ぎたという人は、プログラムのほかの重要なポイント——睡眠衛生を整える、食事を改善して安眠に役立つ体内微生物を強化する、夜中にくよくよしないよう、ストレスや不安の解消に努める――を意識しよう。

第1週

睡眠制限療法――どう始めるか

まず、これから1週間、毎日ベッドでどのくらいの時間を過ごすか、つまり睡眠時間帯をどこまで制限するかを決定することだ。

たとえば、それまでは午後11時に就寝し、午前7時に起床しているとしよう。8時間ベッドで過ごしていることになるが、実際に眠っているのは、スリープ・トラッカーによると毎日平均6時間。この場合、睡眠効率は75％という低い数値になる。

実際の睡眠時間が6時間なら、次の週、ベッドにいる時間を6時間に制限しよう。起床時間は、毎朝同じにすること（つまり、午前7時）。その代わり、就寝時間を午後11時から午前1時に遅らせる（もし実際の睡眠時間が5時間半なら、次の週、ベッドにいる時間が5時間半になるよう、就寝時間を午前1時半にする）。

睡眠制限療法の実行にあたっては、次の4つのルールに従うこと。

1 ベッドにいる時間が5時間を下回らないようにすること。
2 時間を厳密に守ること。
3 日中、横になったり昼寝をしたりしないこと（家族に頼める人は、眠っていたら起こしてもらうようにしよう）。
4 日中の眠気がひどい場合は、車の運転や機械操作を避けること。

○睡眠制限療法はどのくらい継続すればいいのか？

睡眠制限療法は、数週間かけて睡眠を根本的に改善するもので、完全に効果を発揮するまでには8週間ほどかかることもある。睡眠効率がアップすれば、ベッドにいる時間も長くなり、しっかり睡眠がとれていると実感できるようになる。

先にあげた例のように、ベッドにいる時間を6時間に制限した場合、数日もすると、ベッドに長くいなくても、実際の睡眠時間が長くなったと気づくはずだ。ベッドにいる時間が6時間、実際の睡眠時間が5時間とすると、睡眠効率は83％になる。85％以上の日が何日か続くようになったら、就寝時間を20分早めるのだ。

なぜ20分なのか？　30分や40分ではだめなのだろうか？　これについては専門家たちも見解の相違があるようで、15分単位で時間を増やすべきだという意見もあれば、30分がベストだという意見もある。20分はいわば折衷案である。

睡眠効率が85％以上になるまでには1週間ほどかかるはずだ。1週間経っても改善が見られないなら、ベッドにいる時間をさらに短くする必要があるだろう。たとえば、6時間から5時間40分に短縮する（就寝時間を午前1時20分に遅らせる）。それでも変化がなければ、さらに短縮してもいいが、その時点で医師に相談することをお勧めする。うまくいかないのは、複雑な問題を抱えている可能性があるからだ。くれぐれも、ベッドにいる時間が5時間を切らないよう注意しよう。

ほとんどの人がそうだが、睡眠制限療法を始めて1週間で、睡眠効率が85％に到達したとする。そうなれば、2週目はベッドにいる時間を増やす（6時間20分）。それからしばらくのあいだ、睡眠効率は下がるかもしれないが、85％に戻るまで、新たなスケジュールを続けてみよう。おそらく、また1週間ほどかかるだろう。85％に戻ったら、その次の週、ベッドで過ごす時間をさらに20分増やす。これを繰り返していくと、たっぷり眠れるようになるだけでなく、睡眠の質も保てるようになる。

毎朝、よりすっきりとした気分で目覚め、日中の眠気も軽減されて、睡眠制限療法の効果が実感できるはずだ。スプーン・テスト（77ページ参照）もクリアできるかもしれない。

睡眠制限療法は、通常、4週間も続ければ十分だが、深刻な不眠に長いあいだ悩まされている人は、最長で8週間続けることができる。

この療法は、とくに最初の1週間が厳しいものになる。日中、それまで以上に疲れを感じるだろうし、気分が落ち込み、人とのつき合いも面倒になるかもしれない。空腹感がわいてくるのは避けられないだろう。

睡眠制限療法を始めるときは、そのことを家族や友達、同僚に伝えておくといいだろう。いつもより眠気がおきたり、忘れっぽくなったり、怒りっぽくなったりするかもしれないと、理解しておいてもらうのだ。眠いからとカフェインの量を増やさないように。昼寝も厳禁だ。映画館や劇場など、暖かくて暗い場所は、居眠りする危険があるので避けたほうが無難だ。

不眠症への認知行動療法（Cognitive Behavioural Therapy for insomnia：CBTi）の知識を持つ専門家の手を借りると、睡眠制限療法も続けやすくなるはずだ。詳しい情報を知りたいなら、イギリスの行動認知療法学会のウェブサイト（www.babcp.com）をチェックしてみよう。

○就寝時刻を遅らせるとして、その時間は何をして過ごせばいいでしょうか？

せっかく夜の自由時間が増えたのだから、何かためになる、クリエイティブな活動がしたいと思うかもしれない。わたしの場合、睡眠制限療法中、とくに生産的なことはせず、本を読んだりテレビを観たりして過ごした。寝室にテレビを置くのはだめだが、リビングで観るぶんには問題ない。ただ、そこで眠ってしまわないよう注意しよう。決めた時間にベッドに行くことが大切だ。

○睡眠制限療法の効果は認められているんでしょうか？

睡眠制限は新しい手法ではない。初めて登場したのは１９８０年代で、アメリカの心理学者アーサー・スピルマンが不眠症の治療法として導入している。今や古典的研究となった論文が、１９８７年に発表されている。[*67] スピルマンは、15年以上という慢性的な不眠症に悩む35人の中高年者を集め、８週にわたって睡眠制限を実行してもらったのだ。

睡眠制限を始める前、不眠症の被験者たちは、平均して8時間、ベッドで過ごしていた。それでも、睡眠薬を服用しているにもかかわらず、実際の睡眠時間は平均5時間20分だった。つまり、毎晩2時間40分もの時間を、何度も寝返りを打ちながら過ごしていたのだ。睡眠効率は、たったの67％だった。

スピルマンが被験者に指示したのは、ベッドにいる時間をまず5時間40分に減らし、週を重ねるごとに、その時間を少しずつ増やしていくということだけだった。

成果は目ざましかった。被験者は全員、慢性的な不眠症に悩まされ、そのほとんどが15年以上も睡眠薬を飲み続けていたにもかかわらず、である。

被験者たちは1週間もすると、睡眠が改善されたと報告するようになった。研究を続けるうちに、被験者たちの睡眠効率は67％から87％に上昇し、８週間が経つ頃には、ベッドにいる時間は当初より90分短くなった一方で、実際の睡眠時間はより長くなっていた。何より驚異的だったのは、眠れずにイライラとベッドで過ごす時間が、2時間も短縮されたことだ。

さらに睡眠制限が優れていた点は、薬と違って、副作用が出ることなく効果が持続したことだった。実験から9カ月後に行った追跡調査によると、被験者たちのほとんどが不眠症を再発していなかったという。

以来、スピルマンにならった実験は幾度となく繰り返され、最近のメタ分析*68でも、睡眠制限は効果があるとはっきり証明されている。それによると、ベッドにいる時間を制限すると、脳がリセットされ、眠りはより深くなり、夜中に目を覚ます回数も減り、日中もすっきりとした気分で過ごせるということだ。

○睡眠制限療法のメリットは？

まず、睡眠改善の効果がすぐに表れることだ。わたしのアドバイスに従って睡眠制限療法を試した人たちは、すぐに熟睡できるようになり、気分もよくなるので、とても驚いている。「眠れないのでは」と悩むこともなくなったという。代わりに、ベッドに入るのが待ち遠しくなり、寝つきも早く、夜中に目を覚ます回数も減っている。

興味深いことに、睡眠制限療法はうつ病を速やかに、かつ効果的に改善するという結果も出ている。近頃、66件の研究を再分析し、睡眠制限療法が各種のうつ病に与える影響を調べたところ、[69]約半数のうつ病患者（とくに双極性障害の患者）に効果があるとわかった。だが、多くのうつ病患者にとって、睡眠制限を続けるのは難しい。現在、研究者たちは、高照度光療法と組み合わせる方法を模索している。

睡眠衛生

睡眠衛生を整えるポイントを見ておこう。

やること

1 本書で紹介するレシピを試す。食物繊維の豊富な食べ物や発酵食品は、睡眠を助ける微生物を増やし、熟睡しやすくなる。

2 時間制限食事法を試す。最初は12：12、つまり12時間の断食期間（例：午後8時から午前8時まで）から始めるといいだろう。就寝の3時間前までには食事を終え、夜食は控えること。

3 1週間アルコールとカフェインの摂取を控え、変化を見よう。

4 睡眠日記をつける。

5 眠れないときはベッドから出て、眠たくなったら戻ること。

6 呼吸法を実践する（日中、夜間問わず）。

7 朝起きてすぐに、最低20分は明るい光（自然光またはライトボックスの光）を浴びる。

やってはいけないこと

8 寝室にテレビを置く。

9 ベッドから手の届く位置に携帯電話を置く。

10 ベッドでものを食べる（睡眠不足に悩んでいたある女性は、ベッドのそばの引き出しがチョコレートでいっぱいだった）。

第2週

睡眠制限療法

睡眠制限療法を実践している人は、このタイミングで一度、振り返りを行う。この1週間は厳しいものだったかもしれないが、幸いにして、ここまで続けてこられている。昼寝を我慢し、決めた就寝時刻まで寝ないで頑張り、睡眠効率が85％まで上がったというなら最高だ。自分をほめてあげよう。

さらなるご褒美として、この週からベッドにいる時間を20分伸ばそう。この20分にどんな意味があるのかを思い出してほしい。体と脳を再プログラムして、新たな軌道に乗せるのだ。大変なことだが、やる価値はある。

睡眠効率が改善していない場合は、これまでと同じスケジュールを続けてみるか、先に説明したとおり、さらに20分、ベッドにいる時間を短くして様子を見よう。高齢者は、睡眠効率80％を目標にするのが現実的だろう。

睡眠制限療法（ライト版）

日中の眠気がひどい、あるいは気分の変化が激しいときは、厳格な時間制限療法が合わない可能性がある。その場合は、もっと緩やかに進めるといいだろう。睡眠時間帯を1時間だけ制限するというやり方だ。普段は午後11時に就寝して午前7時に起床していたなら、就寝時間を午前0時にずらす。それで睡眠効率が改善されれば、少しずつ睡眠時間帯を増やしていく。ダイエットと同じで、一気に体重を落とす方法もあれば、じょじょに落とす方法もある。

カフェインとアルコール

睡眠を妨害する2大飲料を断ってみて、効果はあっただろうか？　それまでどの程度飲んでいたかにもよるが、1週間アルコール抜きで過ごすと、何らかの違いが感じられるはずだ。もう1週間続けられそうなら、ぜひそうすることをお勧めする。熟睡プログラムは4週間で完結するが、多くの人はプログラム終了までお酒を飲まずに過ごせている。

カフェインについては、思ったよりも必要ではないと実感できたのではないだろうか。コーヒーの量を1日1杯程度減らしても、多くの人は問題ないと言っている。午後に紅茶（コーヒーよりカフェインが少ない）を1杯飲むだけで、十分気分転換になるという。

時間制限食事法

時間制限食事法を試している人は、いかがだっただろうか？　なじむまでに時間がかかる場合もあるが、ほとんどの人はすぐ慣れる。むしろ簡単に感じた人は、夜間の断食期間を12時間から14時間に増やす（14：10）といいだろう。一方、なかなかうまくいかない、あるいは睡眠が悪化したという人は、時間制限食事法を一度ストップし、何週間かおいて再開してもまったく問題ない。また、週に1、2度程度なら例外は認めるが、週に5日間は時間制限をきちんと守るようにしよう。

運動

運動については、ここまであまり触れてこなかった。プログラムも2週目に入ると、以前よりはよく眠れるようになり、もっと運動してみよう、もっと活動的に過ごそうという気分になっているはずだ。普段から激しい運動をする人は別として、ほとんどの人は、有酸素運動（ランニング、サイクリング、ウォーキングなど）にせよ抵抗運動（腕立て伏せ、スクワットなど）にせよ、必要な運動量が不足している。

もっと活動的になれば、健康にも大いに効果がある。気分がよくなり、心臓病、がん、心臓発作等のリスクが低下する。わたしも運動は好きではないし、ジムに行くのも嫌なので、運動を生活に取り入れる方法を考案した。323ページの付録に、続けやすい簡単な抵抗運動、有酸素運動、高強度インターバルトレーニング（High Intensity Interval Training：HIIT）をまとめておいた。

○いつ運動すればいいでしょうか？

一日の最初、できれば早朝の光を浴びながら、空腹の状態（朝食前）で運動するのが一番だろう。夕方に運動するのは睡眠の妨げになるので避けるべきだといわれているが、それを示す証拠はほとんどない。大切なのは運動することであって、タイミングについてはあまり悩む必要はないだろう。

○運動すると、寝つきがよくなりますか？

そうともいえないだろう。運動量や活動量を増やせば、ぐっすり眠れるようになるのは間違いない。しかし、すぐに眠れるようになるわけではない。この点に関して、シカゴの研究者グループが、普段あまり運動しない不眠症の女性11人を集め、16週間定められた運動プログラムをこなしてもらうという小規模な研究[*70]を行っている。

まず被験者たちは睡眠の専門家と面談し、睡眠衛生に関するアドバイス（毎日同じ時間に就寝、起床する、等）を受けた。

さらに、次の4カ月、運動プログラムをマンツーマンで指導してくれるトレーナーもついた。被験者たちは週に4回、ジムでルームランナーやフィットネスバイクを使った40分のセッション（心拍数が1分間に120回以上になるくらいの運動）を続けた。

その結果、どうなったのか？

当初、被験者たちが毎晩ベッドで過ごしていた時間は平均7時間30分、実際の睡眠時間は平均5時間54分だった。それが4カ月の実験が終わる頃には、実際の睡眠時間の平均が46分長くなっていたのである。

研究によると、運動をした日とその日の睡眠のあいだには、とくに関連性が見られなかったという。むしろ、その逆だった。前の晩よく眠れなかった日は、運動をする気になかなかなれず、疲労を感じるのも早かった。疲れているときに運動プログラムをこなさなければならないのが、被験者たちは苦痛だったようだ。

この研究から得た教訓は、運動は生活の一部としてとらえるべきだということだ。睡眠と運動の関係は相乗効果的なもので、一時しのぎの解決策ではない。

さらに問題となるのは、疲れているときや、太り気味のせいでよく眠れないときは、運動する気も起きないということだ。どんな運動だろうが、やりたくないと思ってしまい、ソファーに寝そべってテレビを観たいという誘惑に勝てなくなる。

だが、気分が乗らないときも、運動する方法を見つける必要がある。何をするにしても、意志の力だけに頼らないように。意志があれば何でもできると思いがちだ。本気でやってみたいと思えること（ズンバでも、水泳でも、5人制サッカーでも）をするか、運動せざるを得ない状況を作る（家から離れた場所に駐車して、車に乗るのを面倒にする、友達を誘ってランニングやトレーニングする日を決める）のがいいだろう。

第3週

睡眠制限療法

そろそろ、睡眠日記をつけるのが習慣になり、睡眠制限療法の効果で睡眠効率が85％くらいまで上がっているといいのだが。もし達成できているなら、さらに20分、ベッドにいる時間を増やそう。そこまでの改善が見られないなら、もう1週間、同じスケジュールで睡眠制限を続けてみよう（最長で8週間続けることができる）。

休まらない精神を落ち着かせる方法

眠れなくて悩んだことがある人なら、スイッチを切りたいのに頭がフル回転している気分がどんなものかわかるはずだ。ここで紹介する方法は、熟睡プログラム中いつ試してもかまわない。ただ、一度にいろんなことをやろうとすると、かえって苦しくなる人もいるので、無理はしないように。

脳の活動が過剰になるのは、体や心の問題であることが多い。食事の内容とタイミングを変えれば、体内の微生物叢が元気になり、不安を軽減する効果もある。だがそれ以外にも、役に立つ方法はたくさんある。

先にも述べたが、不眠の最大の原因のひとつが、「眠れないこと」に悩み、眠れないせいで起きる悪い結果をあれこれ想像してしまうことだ。「今日も眠れないだろうし、そうなったら、明日はろくに仕事ができず、クビになるかもしれない」というふうに。

そんな考えはただの想像だと認識することが大切だ。既成事実ではないので、その気になれば変えられる。ネガティブ思考に名前（たとえば「ドナルド」）をつけてみるのもいいだろう。そして、くよくよ悩みはじめたときには「ドナルドが文句を言っているだけだ」と切り捨ててしまえばいい。

自分の思考に挑戦するなんて変だと思うかもしれないが、これが案外うまくいく。

もうひとつ、覚えておいてほしいことがある。夜に思いつくネガティブな考えは、昼間に思いついたものに比べると、現実味に欠けるということだ。夜になると意識のバリアが低下し、心の中の悪魔の影響を受けやすくなるのだ。

睡眠不足になると、「ネガティブな自動思考」のループに陥りやすくなることも覚えておこう。「わたしはだめな人間で、誰もわたしを愛してくれない」といった考えだ。睡眠の質が向上すれば、ネガティブな自動思考が浮かんできても、簡単に打ち消せるようになる。

最悪の考えやネガティブな考えと向き合う方法は、ほかにもある。親身になってくれる友人に相談したとしたら、どんな言葉をかけてくれるのかを想像するのだ。友人なら、どう気持ちを落ち着かせてくれるだろうか?

ネガティブ思考への立ち向かい方を学ぶ(セラピストに相談してもいい)と同時に、その思考回路を断ち切ることもできる。ベッドから出て、本を読んだり音楽を聴いたりして気持ちをそらしてみよう。あるいは、マインドフルネスを実践して、そうした思考を認識しつつ、手放す方法を身につけることもできる(198ページを参照)。

「逆説思考」と呼ばれる考え方で状況が改善できる人もいる。これは、どうしても眠れないとき、あえてこのまま目を覚ましていようと意識することだ。「眠らないといけない」と考えるのではなく、「起きていられて本当に楽しい。どのくらい目を覚ましたままいられるのか、試してみよう」と自分に言い聞かせるのだ。眠れないというプレッシャーを軽減することで、逆に眠れるようになる、というわけだ。

○呼吸法と漸進的筋弛緩法

逆説思考も役に立つ手法だが、個人的には、眠れないときは呼吸法と漸進的筋弛緩法の実践が効果的だと考えている。124ページで説明した4―2―4の呼吸法と合わせて、「代替鼻孔呼吸」を取り入れてみよう。これは「経路を浄化する呼吸法(nadi shodhana pranayama)」として知られるヨガのエクササイズが基になっている。

まず、口から息を吐き出し、右手の親指で右の鼻孔をふさぐ。

4つ数えながら、左の鼻孔から深く息を吸い、お腹を息で満たす。次に、左右を逆にして行う。左手の親指で左の鼻孔をふさぎ、4つ数えながら、右の鼻孔から息を吐き出す。これを10回繰り返す。

めまいを感じたら（わたしも初めてのときは、めまいがした）、呼吸が激しすぎるというサインだ。無理はしないこと。この呼吸法は、リラックスするためにやるものだ。

漸進的筋弛緩法も、誰でも試せるエクササイズだが、コツをつかむために、まずは日中に何度かやってみるといいだろう。

手順は簡単だ。息を吸いながら5秒間、体の特定の筋肉に力を入れ（たとえば、右手で握りこぶしをつくる）、次は息を吐きながら筋肉の緊張を緩める。これを行うあいだ、ストレスが体から流れ出ていくところを想像する。そこで少し休憩時間を置き（10～20秒）、目を軽く閉じてリラックスする。そして別のパーツに（右手、右前腕、右上腕、左手、左前腕、左上腕、腹部、右太もも、といった順番に）進む。ウェブサイト（thefast800.com）で動画を配信しているので、そちらでやり方を確認してみてほしい。

注意点は、この漸進的筋弛緩法を睡眠問題の解決策だと決めつけないことだ。この方法を薬のようにとらえてしまうと、「効き目はあるのか？　もっとリラックスできないのか？本当によく眠れるようになるのか？」と、いろいろ疑問がわいてきて、悩みや不眠症のもとになってしまう。

○マインドフルネス

マインドフルネスの分野で注目株といえば、『See, Love, Be（見て、愛して、ありのままで）』の著者で、世界的に有名なオックスフォード・マインドフルネス・センターのインストラクターでもあるティム・ステッドだろう。ティムいわく、マインドフルネスが睡眠を改善してくれるのは、マインドフルネスが「今のこの瞬間」に意識を集中するからだという。横になると、昔のことやこれから起きることをついつい心配してしまう人にとっては、とても大切なことだ。

マインドフルネスがどういったものかを理解するには、実際にやってみるのがいちばんだ。背筋を伸ばして座り、目を閉じ、呼吸を意識する。息を吸ったり吐いたりするのに合わせて、肋骨が広がり、肺が空気で満たされるのを感じよう。スピードは気にせず、ただ呼吸に気持ちを集中させること。何かが頭に浮かんできたときは、呼吸に意識を戻そう。考えるのではなく、川を流れる木の葉のように、思いが漂っていくままにするのだ。

ポイントは、このマインドフルネスを続けながら、その時間をじょじょに長くしていくことだ。1日に1回、10分もできれば十分だが、20分できるとさらに効果が期待できる。

ティムは、マインドフルネスによって「目覚めている」状態を認識し、それを肯定できるようになるという。こだわりを捨て、眠れないと悩むのをやめれば、眠りは自然とやってくる。運動と同じで、マインドフルネスは即効力のある解決策ではなく、また自分の力だけでやろうとしても、なかなかうまくいかない。（HeadspaceやCalmなどの）マインドフルネスのガイドとなるアプリを使うか、マインドフルネスのコースを受講することも検討してみよう。

第4週

睡眠制限療法

前の週に引き続き、睡眠日記をつけ、睡眠制限療法を継続中の人は、ベッドにいる時間が長くなっても約85％の睡眠効率を維持していると期待したい。そうであれば、ご褒美としてさらに20分、ベッドにいる時間を増やそう。

ここまでくると、睡眠の質が向上し、寝つきもよく、熟睡できるようになっているはずだ。日中に疲労を感じることも少なくなり、おかげでこれまでに紹介したエクササイズにもますますやる気が出てくるだろう。

ほとんどの人は、4週間も睡眠制限療法を続ければ、睡眠問題は解消される。だが改善のペースは人それぞれなので、最長で8週間までは続けても大丈夫だ。

「古い友達」の微生物を健康に保つ

この本のレシピを試している人は、腸内の微生物がよいほうへ一変しているはずだ。「善玉菌」が増え、炎症は減り、気分が明るくなる。その一方で、炎症を引き起こす「悪玉菌」は姿を消しているに違いない。豆をしっかり食べ続けよう！　豆類などの食べ物は、睡眠に効果があるのはもちろん、２型糖尿病や心臓病、認知症の発症リスクも抑えてくれるのだ。睡眠を改善するためだけの食事法と考えず、これからの食習慣として続けていこう。

健康維持と減量ための食事

太り気味の人は、少し脂肪を落としただけで、睡眠と生活の質が大きく変化することを実感できるはずだ。プログラムを始めるにあたり、体重やウエストサイズ、首周り、血糖値を測っておくことをお勧めしたが、その数値は改善しただろうか？

ウエストサイズは身長の半分以下が理想的なのだが、そこまで到達できていなくとも、少しは目標に近づいているだろうか？　首周りが細くなった人は、いびきはましになっただろうか？　血糖値はどうだろうか？　数値に問題ありだった人は、改善できただろうか？　血糖値が糖尿病レベルだという人は、ウェブサイト（thefast800.com）に一気に体重を落とすことのメリットを紹介しているので、チェックしてみてほしい。

より活動的に

運動する機会は増えただろうか？　週に何度かは、抵抗運動や高強度インターバルトレーニングを実行してもらいたい。睡眠が改善されれば、運動も楽しくなる。それこそが健康の鍵だ。継続していこう。

焦らずに続ける

たとえ始めたばかりでも、呼吸法や筋弛緩法を実践している人は、その効果が出てきているはずだ。マインドフルネスは、とくに最初はうまくできないだろうし、その恩恵にあずかるまでには時間がかかる。だが、ストレスがたまっていて、マインドフルネスを試すか迷っている人は、ぜひアプリの使用やセミナーへの参加を検討してみてほしい。

熟睡プログラムのポイントまとめ

プログラムを始める前に

- 寝室を掃除し、必要な機器やサプリメント（スリープ・トラッカー、ライトボックス、メラトニン、市販のサプリメントなど）を準備する。
- 快適に眠るための習慣を身につける。
- 睡眠日記をつけ始める。
- 地中海食を積極的に取り入れる。
- 睡眠制限療法を実行する場合は、睡眠日記やスリープ・トラッカーで睡眠効率を計算しておく。

第1週

- 睡眠制限療法を始める。ベッドにいる時間を実際の睡眠時間と同じになるまで短縮する。
- 睡眠制限療法を完全に実行する自信がないのであれば、この本で提案しているさまざまな方法を取り入れながら、ベッドに入る時間を1時間だけ短縮する。

第2週

- 睡眠効率が85％まで改善したら、睡眠時間帯を20分延長する。
- 改善が見られない場合は、もう1週間、同じスケジュールを続ける。
- 時間制限食事法（14：10）を生活に取り入れる。
- エクササイズを始めるか、少しでも体を動かす。

第3週

- 2週間の睡眠制限療法で改善が見られない場合は、ベッドにいる時間をさらに20分短縮する（プログラム開始時が6時間だったなら、5時間40分にする）。ベッドにいる時間が5時間を下回らないよう注意すること。
- ネガティブ思考に対抗するよう努める。
- 呼吸法や筋弛緩法を実践する。

第4週

- この時点で、睡眠効率はかなり改善されているはずだ。日中の気分もずいぶんよくなっているだろう。十分な睡眠がとれていると実感できるなら、睡眠制限を緩めよう。そうでないなら、継続すること。
- 朝起きてすぐに、最低20分は明るい光を浴びることを心がけよう。
- 地中海食の食事を続ける。
- マインドフルネスや呼吸法など、ストレスを解消しリラックスできる手法を実践する。

睡眠不足が解消されたなら、その状態を維持するために、次の8つのルールを実践していこう。

1 決めた睡眠時間帯（何時に起きて何時に寝るか）を守る。
2 第4章で紹介した睡眠改善のヒントから、自分に合ったものを取り入れる。
3 日中もマインドフルネスや呼吸法を行い、ストレスをコントロールする。
4 眠れないときはベッドから離れ、眠くなるまでは戻らない。
5 朝一番に、明るい光（日光かライトボックスの光）を浴びる。

6 体を動かし、腕立て伏せやスクワットなどの抵抗運動もしっかり行う。

7 地中海食、発酵食品を食べる。

8 ウエストサイズが身長の半分以下になるよう、お腹の脂肪を落とす努力をする。

第7章

交代勤務や時差ぼけの対処法

この本に書かれていることの大部分は、普通の時間に働き、眠る人――つまり、夜に就寝し、朝に起床する人に向けたものだ。だが、そうでない人も多く、その数も増えている。夜に働き日中に眠るといった交代勤務の人たちには、特有の苦労がつきものである。

人間は、そもそも交代勤務に向いていない。遠い祖先は夜明けとともに目覚め、狩りや食べ物の採集に出かけ、日中のほとんどの時間を野外で過ごし、それから洞窟に戻ってセックスし、眠っていた。彼らの生活や、生きるために重要な体内時計は、太陽の動きに支配されていたといってもいい。

それが20世紀になると、照明やジェットエンジンが発明され、体内時計に大きな影響をおよぼすようになった。ジェットエンジンによって、一日のうちに世界の反対側まで移動することが可能になった。だが、太古から受け継がれてきた体内時計にとって、その変化は速すぎるものだった。また、強力な人工の光が発明されたことにより、ティーンエイジャーは夜中まで起きているようになり、交代勤務の人が増加して（人口の約20％といわれている）、眠りたいと叫ぶ体内時計を無視してあくせく働いている。

時差ぼけと交代勤務には、多くの共通点がある。どちらも体内時計と外界の環境が同調しなくなった状態で、そのせいで不幸な結果を招いているのだ。

時差ぼけの場合は、不快な気分を味わうとしても、頻繁に移動するというのでなければ、長期持続するわけではない。一方、交代勤務はまさに人生を変えてしまう。幸い、交代勤務の影響を和らげる方法はあるので、それをこれからご紹介する。まずは、時差ぼけについて見ていこう。

時差ぼけを解消する方法

過剰な飛行機移動は環境にも悪いが、人間の脳にも悪影響を与える。ある研究[*71]によれば、メスのハムスターを時差ぼけ状態にしたところ、学習や記憶に重要な働きをする海馬がダメージを受けたという。この記憶への影響は、ハムスターが時差ぼけ状態から通常の睡眠パターンに戻ってからも、数週間続く。

時差ぼけがおかしな行動を引き起こすこともある。アメリカのジョージ・W・ブッシュ元大統領には、北京での記者会見で失態をおかし、それを時差ぼけのせいにしたというエピソードが残っている。近道をしようと、どう見ても鍵のかかっているドアから外に出ようとしたのだ。ブッシュ元大統領は、ドアを何度もガチャガチャさせてから、集まっていた記者たちにこう言った。「逃げ出そうとしたんだが、うまくいかなかったようだ」

わたし自身は、今のところ人前で失態をおかしたことはないが、一度、夜にホテルの部屋からほぼ裸で出てしまったことがあった。浴室に向かったつもりだったのだ。間違いに気づいたときには、背後で部屋のドアが閉まった後だった。それでこっそりフロントに行き、スペアキーを借りる羽目になったのだった。

時差ぼけは、体内時計と新しいタイムゾーンのあいだのギャップによって起こる。したがって、時差ぼけが最悪になる旅は、複数のタイムゾーンにまたがって移動する旅ということになる。わたしも仕事でときどきやるのだが、オーストラリアからアメリカへの飛行機移動もそうだ。

時差ぼけの対処方法を見つけるまでは、眠気や空腹感に悩まされ、昼だろうが夜だろうがイライラして、おかしくなるほど炭水化物が欲しくなったものだ。ありがたいことに、時差ぼけを緩和する方法はあるが、事前の準備が必要になる。

睡眠薬とメラトニン

睡眠薬やメラトニンが手元にないという人は、処方してもらえるかどうか医師に相談してみよう。長期にわたる処方には消極的な医師たちも、時差ぼけ対策ということであれば、理解を示してくれるだろう（注：日本では処方されない）。わたしはゾピクロンという薬を服用している。

116ページでも述べたように、メラトニンは体内時計をリセットするのに欠かせないホルモンだ。医療情報を精査する組織コクラン共同計画によるコクラン・レビュー[*72]では、9本の研究から1000人分のデータを分析し、こう結論づけている。

「メラトニンは時差ぼけの防止および軽減に効果があり、短期間、随時服用するにあたっては安全である。ただし使用するのは成人で、5つ以上のタイムゾーンにまたがるフライト（とくに東方へのフライト）を伴う場合で、以前も時差ぼけになったことがある者に限る。必要に応じて、2〜4のタイムゾーンをまたぐフライトにも使用できる」

コクラン・レビューは医学的証拠を評価するレビューとしては随一とされており、信用のおける説だといえるだろう。

アルゴンヌ式食事法

米軍で広く用いられている時差ぼけ対処法がある。シカゴ近郊に拠点を置くアルゴンヌ国立研究所の研究者、チャールズ・エレット博士が1980年代に確立した手法である。エレット博士は概日《がいじつ》リズム研究の専門家で、フライト前の3日間、たっぷりした食事と軽い断食を交互に行うことで、体内時計をすばやくリセットできることを発見した。やり方は非常に簡単だ。

- 1日目は軽い断食の日。摂取カロリーを上限800キロカロリーに抑える（わたしの著書『The Fast 800』に、ぴったりのレシピが載っている）。
- 2日目はたっぷり食事をする日。高タンパクの朝食、いつもより量が多めの昼食と、早めの夕食をとる。午後5時以降はコーヒーを飲まないこと。
- フライトの前日となる3日目は、再び摂取カロリーを上限800キロカロリーに抑える。
- フライト当日は、目的地の時刻で朝食の時間帯になるまで食事はとらない。たとえば、ロンドンからニューヨークに移動する場合、食事はイギリス時間で午後1時（ニューヨーク時間で午前8時）頃にとる。ロンドンからシドニーに向かう場合は、イギリス時間で午後7時になるまで食事はしないことになる。

本当に効き目はあるのだろうか？　2002年、米軍はこのアルゴンヌ式食事法で実験を行った[*73]。任務で韓国へと移動する186人の兵士を2グループに分け、一方にはアルゴンヌ式食事法に則《のっと》った食事を、もう一方には通常の食事をとらせた。その結果、アルゴンヌ式食事法のグループのうち深刻な時差ぼけにならなかった兵士の割合は、もう一方のグループの7・5倍だったという。

アルゴンヌ式食事法　簡易版

アルゴンヌ式食事法を実践するのは難しいと感じるなら、簡易版を試してみるといいだろう。ベス・イスラエル・ディーコネス医療センター（ボストン）の研究グループが開発したもので、わたしも取り入れている方法だ。

やり方はいたってシンプルで、フライト当日に、短期間の断食をすればいいだけだ。光と闇のように、断食明けの食事が体内時計に強く働きかけるのである。

断食しているときは、水やハーブティーをたくさん飲むこと。アルコールとカフェインは控えよう。ここでは、わたしの時差ぼけ軽減方法をご紹介する。これまでの経験と、航空会社の搭乗スタッフや睡眠の専門家からの情報が基になっている。

1　フライト当日

アイマスク、耳栓、空の水筒、ノイズキャンセル機能のついたヘッドフォン、旅行用枕、好きな本を用意する。

ニューヨーク（イギリスより5時間遅れている）に向かうときは、午後早めのフライトを選ぶ。目が覚めたら、朝食を抜き、午後1時（ニューヨーク時間で午前8時）になるまでは何も食べない。

空港で現地時刻に時計を合わせ、なるべくたくさん歩く。スクワットや腕立て伏せをしたり、空港の椅子を使って上腕三頭筋のプッシュアップをしたりする。水をたくさん飲む。機内でも空港でも、アルコールとカフェインは控える。

午後1時のフライトを選択した場合は、軽い昼食を機内でとる。その後は何も食べず、ニューヨークのホテルに到着してから（午後6時頃）、高タンパクの夕食をとる。メラトニンのサプリメントと睡眠薬を服用し、午後9時には就寝する。

2　翌朝

午前6時頃に起床し、天気がよければ、半時間程度、外を散歩（その体力があるときは、ジョギング）する。運動するためでもあるが、朝日を浴びるためでもある。それから高タンパクの朝食（オムレツ、スクランブルエッグといった）をとり、一日を始める。
2日目の夜も、メラトニンを（ときには睡眠薬も）飲むことが多い。1日か2日くらいで、服用しなくてもぐっすり眠れるようになる。

3 帰国

アメリカからロンドンに戻るときは、午後2時頃にたっぷり昼食をとり、午後の便に搭乗する。機内では夕食をとらず、メラトニンと睡眠薬の力を借りて、できるだけ早く眠る。朝食も機内ではとらない。

14時間は何も食べないようにし、自宅に帰ってから朝食をとる。しゃきっとするため、午前中に散歩かジョギングでさっと体を動かす。昼食は軽めにし、高タンパクの夕食をとり、メラトニンと睡眠薬を服用し、いつもの時間に就寝する。たいていは、これでうまく時差ぼけに対処できる。

Q&A

Q 西方面より東方面へのフライトが時差ぼけになりやすいのはなぜでしょうか?

寝る時間をいつもより遅らせるほうが、早めるよりもラクだからだ。西方面、たとえばロンドンからニューヨークへ移動し、ニューヨーク時間の午後9時に到着したとすると、体内時計は深夜2時なので、眠るのにさほど苦労しないだろう。

ニューヨークからイギリスへ、東方面に移動すると、ロンドン時間で午後11時になっていても、体内時計はまだ午前6時なので、とても眠れる状態ではない。だからこそ、睡眠薬の力が必要になる。

Q 昼寝はしてもいいのでしょうか？

わたしの場合、昼寝はしない。寝つきをよくし、熟睡するためには、睡眠欲求を高める必要があるからだ。それでも、昼寝をすると気分がよくなるというなら、してもいいだろう。ただし、40分以内にすること。

交代勤務にうまく対応するには

時差ぼけは気分のいいものではないが、交代勤務は命取りになりかねない。長期間の交代勤務が体に与える悪影響をあげると、きりがないほどだ。心臓病や2型糖尿病、がん、肥満などのリスクが高まるだけでなく、早期の閉経、うつや離婚の原因にもなる。

衝撃的な統計結果も出ている。アメリカでは、火事で命を落とすよりも、交通事故や心臓病で亡くなる消防士のほうが多いというのだ。多くの消防士（あるいは、交代勤務労働者の大部分）が深刻な睡眠障害を抱えているのに、それを自覚している人はほとんどいない。

アメリカで消防士７０００人を対象に行われた研究[*74]では、37％が睡眠障害の諸症状を少なくともひとつは発症していた。最も多かったのが睡眠時無呼吸で、その多く（80％）がきちんとした診断を受けておらず、この症状が心臓病や糖尿病のリスクを倍増させることも自覚していなかった。それだけでなく、うつ病や不安神経症を発症する確率も、３倍以上になってしまう。

アメリカの警察官を対象とした類似の研究[*75]でも、その40％が睡眠に顕著な問題を抱えていた。

警察官や消防士たちはどんな生活を送っているのだろうか？　本書執筆のためのリサーチの一環として、勤続18年の消防士ジョー（48歳）と興味深いやりとりをした。イギリスで活動する多くの消防士同様、ジョーは日勤２日、夜勤２日、休日４日というシフトで働いている。日勤の日は午前９時から午後６時まで、夜勤の日は午後９時から午前９時までの勤務だ。夜勤のあいだ、仮眠できないことはないが、決まった時間にできるわけでもなく、できたとしても、騒がしい消防署の中で休むことになる。

ジョーは食べ物にはうるさく、夜勤の日でも健康的な食事をとるように心がけている。職場には、ポーチドエッグ、スモークサーモン、アボカドなど、高タンパクの食べ物を持参しているらしい。食堂もあるが、メニューはパスタなど炭水化物が中心のこってりしたメニューばかりだという。

夜勤のあいだ、しょっちゅう間食している同僚たちと違い、ジョーは次の日の昼食までは何も食べない。ジョーは長年、時間制限食事法を実践しており、夜勤中に食べ物を口にすると体がだるくなるとわかっているのだ。

何事もなければ、夜勤の消防士は寮で仮眠がとれるが、通報が入ってから90秒以内に出動しなければならない。突然の出動要請に備え、ジョーの眠りは浅く、いわば半分目が覚めた状態だ。「通報のベルが鳴る前に聞こえる、小さなクリック音で目が覚めてしまうんだ」

夜勤が明けて家に帰っても、ジョーはすぐには眠らない。そうすると余計に疲れてしまい、気分も悪くなる。その代わり、しっかり体を動かすようにしている。それでも、年々、夜勤がつらくなるとジョーは言う。

ジョーのような消防士や、警察官、看護師、医師といった人たちと話をして驚いたのは、誰ひとりとして、交代勤務にどう対処すればいいのか、これといったアドバイスを受けていないということだ。みんな、自力でどうにかするよりほかないという。

わたしの息子のジャックも交代勤務で働いている。新米医師のジャックは、数週間おきに、午後9時から午前9時までの勤務が回ってくる。その日は仕事に行く前に昼寝をし、早めの夕食をとる。職場に食べ物を持参し（それ以外の選択肢といえば、自動販売機の食べ物になる）、真夜中少し前に食事をする。ジョーと同じく、ジャックも時間制限食事法を実践しているので、深夜からシフトが明ける午前9時までは何も食べない。その代わり、水や紅茶をたくさん飲むようにしている。

ジャックは寝袋を職場に置いておき、時間が許すときは、医局で仮眠をとっているらしい。早朝に少しでも眠っておくと、勤務が終わって車で家に帰るとき、疲労が少し軽くなるという。

交代勤務の影響を受けないようにするには？

近年、交代勤務に関する研究が進み、いくつかのことが明らかになっている。[*76] 雇用者側の立場の人は、次のことを配慮するといいだろう。

1 45歳以上になると、交代勤務への適応が難しくなり、体や脳に受ける影響も大きくなると理解する。夜間警備員の仕事をしているデイヴという男性に聞いた話だが、彼は目を覚ましておくために、エナジー・ドリンクやジャンク・フード、たばこの力を借りているという。デイヴは50代半ばで、2年前に夜間の仕事を始めてから15キロも体重が増えてしまった。2型糖尿病を患っており、高血圧や睡眠時無呼吸の症状もある。普段の睡眠時間は5

時間程度というのだから、勤務中に居眠りしても不思議はない。

2 交代勤務のスケジュールを作成するときは、従業員のクロノタイプを考慮に入れる。朝型の人を夜勤に、夜型の人を早朝の勤務に配置しないよう心がけること。

3 ローテーション勤務をさせる場合は、時計回りにする（日中のシフトから始め、午後、夜間とローテーションさせる）こと。時計回りのシフトのほうが、ランダムなシフトや、時計と逆回りのローテーションよりも対応しやすい。

4 従業員が（たとえ20分程度であっても）仮眠できる場所を提供する。ニュージーランドで技術者を対象に行われた研究[*77]では、夜勤のあいだに20分ほど仮眠をとると、仕事の効率が劇的に向上した。またアメリカでは、夜勤中20分の仮眠をとった看護師は、勤務明けに運転する際、眠気をあまり感じないという研究結果も出ている。この研究では、自身は夜勤をしない病院経営者は、仮眠をとらせることに抵抗感が強いこともわかっている。

交代勤務で働く人は、次のポイントに留意しよう。

1 交代勤務が始まる前にたっぷり寝ておくこと。できれば勤務の直前に、昼寝ではなくきちんとした睡眠をとるようにしよう。午後11時から午前7時といったシフトで夜勤をする場合、朝のうち（たとえば午前8時から午後3時）よりも、午後（午後2時から午後9時）に睡眠をとっておくほうが効果があるとわかっている。ある研究[*78]では、朝のうちに睡眠をとった人よりも、午後に睡眠をとった人のほうが仕事中のミスが少なかった。

車で通勤している人は、最低でも職場に向かう1時間前には目を覚ましておくこと。睡眠状態から注意力が完全に戻るまでにはしばらくかかる。

体にいい食べ物と飲み物を、職場に持参すること。自動販売機で売っているような食べ物は、糖分や飽和脂肪、塩分が多く、繊維質や栄養素はほとんど含まれていない。ジャンク・フードはカロリーが高いだけで、すぐお腹がすいてしまう。さらに、夜勤中に食事をすると、消化しづらいため、体に悪い成分が体内に長くとどまることになる。食事は深夜になる前にとっておくこと。あいだで何か食べないと長時間の勤務を乗り切れないというなら、ナッツやリンゴ、洋梨を食べるといいだろう。

夜勤のときは、冷蔵庫で冷やした水を飲み、カフェイン入りの清涼飲料水などは避けよう。

2 夜勤の最初に強い光を浴びておくこと。薄暗い場所で働いているなら、ライトボックスを持参し、20分ほど作動させるといいだろう。カフェインを摂取するよりも、効果的かつ健康的な方法だ。

時間制限食事法を取り入れよう。本来なら眠っているはずの時間に食事をすると、心臓に悪い影響を与えることが、さまざまな研究結果によりわかっている。現在、アメリカとオーストラリアでは、夜勤のあいだ、食事の時間帯を制限したときの効果を明らかにする大規模な研究が進められている。モナシュ大学では、夜勤労働者が午前1時から6時のあいだ、食事せずにいた場合、心臓病のリスクに変化が見られるかを調査中だ。*79

可能であれば、夜勤中に、どこか静かな場所で20分から40分程度の仮眠をとること。

3 夜勤明けは、誰かと車を相乗りするか、公共交通機関、徒歩または自転車で帰ること。車を運転しないといけないなら、車の中で少し仮眠をとってから運転することをお勧めする。

朝日を直接目に浴びないよう、家に着くまでサングラスをかけておくといいだろう。

帰宅したらすぐに寝る人もいるだろう。小さな子どもがいる家庭で、夜勤明けに帰宅しても誰も家にいないというなら、それも納得できる。とはいえ、夜勤明けは午後に眠ったほうがいいという研究結果も出ている。

熟睡するために、耳栓やホワイトノイズの音、アイマスクなどを準備しておこう。おなじみの「起こさないでください」プレートを寝室のドアにかけてもいい。第4章で紹介した睡眠衛生のヒント（決まった時間に就寝・起床する、「一日を締めくくるルーティン」を行う、寝る前にカフェインやアルコールを飲まない等）を参考にしてみてほしい。

メラトニンは効果があるのか？

答えを一言でいうと、「たぶん」。コクラン・レビューでは、交代勤務労働者がメラトニンを摂取したことで、睡眠時間が24分増加したという結論も発表されている。

交代勤務で働く人は、誰もが問題を抱えているのだろうか？

そんなことはない。交代勤務にうまく対応できる人もいる。だが、年配者や女性は適応が難しいとされている。交代勤務は、体に影響を与えるだけでなく、生活にもトラブルを引き起こしかねない。どちらかが交代勤務のカップルが離婚する確率は、昼間に働いているカップルの6倍だという。[*80]

交代勤務で働いていると、「普段」の生活や、ちょっとした家族のイベントでさえ参加しづらいということも、離婚率がそこまで高くなる理由のひとつだろう。

夜勤で働く看護師のスーも、こんなことを言っていた。

「夜に働いていると、昼間に家にいることになるので、銀行や買い物に行くのには便利なんですよ。問題は、学芸会や先生との面談など、ほとんどの学校行事が夕方だということです。夫は救急隊員で、同じく夜に働いています。お互いキッチンにメモを残すようにしていますが、何日も会話がないこともあるんです」

交代勤務に慣れない人は、「交代勤務睡眠障害（Shift Work Sleep Disorder：ＳＷＳＤ）」という睡眠障害を発症しやすい。よくあるのは、次のような症状だ。

- 勤務中、あるいは勤務時間外でも、異常な眠気を感じる
- なかなか集中できない
- 寝つきが悪く、目覚めたときも疲労感がある
- 憂うつで、不機嫌
- 家族や友人と親密な関係を築くのが難しい

現在、交代勤務で働いていて、交代勤務睡眠障害が疑われる人は、わたしのアドバイスなど気にせず、今すぐ医師に相談してほしい。睡眠薬やモダフィニルを処方されるかもしれない。

モダフィニルは覚醒促進剤で、兵士の覚醒状態を維持するためにアメリカ軍で広く用いら

れているが、医療の場面では、主にナルコレプシーの治療薬として使われている。ナルコレプシーとは極めてまれな脳の異常で、なんの前触れもなく、不適切なタイミングで眠気に襲われる。ナルコレプシーの患者から、ジェットコースターに乗っているときや、夕食の真っ最中、さらには乗馬中に眠ってしまったという驚くべきエピソードを聞いたこともある。

夜勤が始まる1時間前に200ミリグラムのモダフィニルを服用することで、仕事の効率が劇的に改善し、翌日の睡眠に影響も与えないという研究結果も発表されている。[*81] モダフィニルは眠気を抑制するだけでなく、交代勤務睡眠障害の患者が長期記憶に受けたダメージも軽減することがわかっている。

モダフィニルはメラトニンよりも副作用が強く、医師の処方が必要な薬だが、認知機能を高める薬、あるいは「頭のよくなる薬」として、違法に世間に出回っている。とくに大学生のあいだではびこっており、試験期間中には学生の20％が使用しているという。しかしながら、試験でいい結果を出したいと思ってモダフィニルを服用しても、間違いなく逆効果になる。最近の研究では、健康な被験者にモダフィニルを与えたところ、プラセボを与えた被験者と比べて、記憶テストや認知テストの成績がよくなかったという結果が出ているのだ。[*82]

わたしも数年前、睡眠遮断実験の一環としてモダフィニルを服用したことがあるが、確かに薬が効いているあいだはばっちり覚醒していた。だが、先にも指摘したとおり、モダフィニルには深刻な副作用がある。アレルギー反応もそのひとつで、わたしも発症した。体がモダフィニルに強烈なアレルギー反応を示したため、病院に搬送されて、免疫システムを抑制するステロイドを大量に投与されたのだった。思い返せば、あれは自分の体を実験台にした実験のなかでも最悪のものだった。もう二度とやらないと心に決めている。

まとめ

- 時差ぼけや交代勤務の問題は、体内時計と外界の環境とが同調しないことが原因。体内時計に従えば起きているはずの時間に、眠らなければならない、あるいはその逆の状態である。
- 時差ぼけはアルゴンヌ式食事法かその簡易版（14時間の断食）を実践すれば改善する。
- 目的地の時間で朝食の時間になるまで食事をしないのが、アルゴンヌ式食事法のルールだ。ロンドンからニューヨークへのフライトの場合、朝食を抜き、午後1時（ニューヨーク時間で午前8時）になるまで何も食べないこと。
- アルゴンヌ式食事法を取り入れると、現地時間により早く体がなじむようになる。
- 交代勤務は適応するのが難しいが、対処方法もある。勤務の直前にちゃんとした睡眠をとることや、時間制限食事法を実践することなどだ。

よい眠りを

不眠症は深刻な症状で、世界中の何億人もの人々が苦しんでいる。近年では、交代勤務や睡眠不足が脳や体に与える影響についても懸念が高まっている。睡眠業界は急速に成長しているが、市販の製品の中で本当に効き目があるものはまだ少数だ。

一方、この本で紹介した手法は、いずれも明確な科学的証拠に基づいており、睡眠に問題のある多くの人にとって役立つはずだ。わたしのように長年不眠症に悩んでいる人は、ときたま眠れないという程度の人に比べると、問題の解消は容易ではない。だが、道はある！ 熟睡プログラムを実践したにもかかわらず、睡眠に改善が見られないなら、医師に相談することをお勧めする。

長期にわたって不眠症を抱えていた人は、何かストレスの大きい出来事が起きると、また眠れなくなるリスクがほかの人よりも高い。もちろんそうならない人もいるが、もしまた不眠症になっても、心配することはない。熟睡プログラムを繰り返せばいいのだ。しばらくすれば、状況は改善されるだろう。みなさんの健闘を祈る！ わたしのウェブサイト（fast-asleep.com）も参考になれば幸いだ。

レシピ集

ドクター・クレア・ベイリー、ジャスティーン・パティソンによるレシピ

開業医として医療に携わっていますが、わたしのアドバイスどおりに炭水化物控えめで食物繊維豊富な地中海食に切り替えたところ、よく眠れるようになったという患者がとても多いことに驚いています。患者たちのウエストサイズや首周りが小さくなり、その結果、いびきがましになったという効果はもちろんですが、患者さん自身が気づいていないこともあります。それは、食生活の変化が体内の微生物叢に与える影響です。

ここで紹介するレシピは、できるだけ多くの栄養素と繊維質が摂取できるよう、体内の微

生物叢のことを考えて選び抜いたものばかりです。微生物叢を大事にすれば、微生物叢のほうでもあなたにきっとお返しをしてくれるはずです。

ドクター・クレア・ベイリー

注：カロリーは1食分で計算されている

朝食およびブランチ

ここでは、簡単に作れてお腹がいっぱいになり、しかもおいしい朝食をご紹介します。朝から元気になり、エネルギーがあふれてくるはずです。

ヨーグルトのブドウとアーモンド添え

腸にやさしい「生きた」ヨーグルトと、抗炎症作用のあるレスベラトロールを含むブドウは、一日を始めるのにぴったりの朝食です。

1人分　255キロカロリー

- **高脂肪のプロバイオティクス・ヨーグルト**または**植物性ヨーグルト**　100グラム
- **種なしの黒ブドウ**または**赤ブドウ**　50グラム（半分に切っておく）
- **ローストアーモンドフレーク**　10グラム

●（好みで）粘り気の少ないハチミツ　小さじ1

1 ヨーグルトをボウルかタンブラーに入れる。ブドウとアーモンドフレークをトッピングし、ハチミツ（好みで）をかければ完成。

調理のヒント ローストタイプのアーモンドフレークが手に入らないときは、自分で焼いてもいいでしょう。アーモンドをフライパンに入れ、混ぜながら軽く焼き色がつくまで中火で2～3分乾煎《からい》りします。

朝食を持ち運びたいときは、材料をすべてふたつきの容器に入れ、食べるときまで冷やしておきましょう。

オーツ麦とナッツたっぷりのシェイク

クリーミーでおいしいポリッジ・シェイクは、コレステロール値を下げ、体にいいナッツもたくさん食べられます。

2人分　295キロカロリー

- **無塩カシューナッツ（ローストしていないもの）**　40グラム
- **ポリッジ用オーツ麦**　大さじ4（約25グラム）
- **高脂肪乳**または**植物性ミルク**　350ミリリットル
- **メープルシロップ**　小さじ1
- **シナモンパウダー**　小さじ¼

1 ナッツをボウルに入れ、冷水にひたす。ふやけて柔らかくなるまで冷蔵庫で4～6時間冷やす（強力なミキサーを使う場合は、ふやかさなくてもよい）。

2 ナッツの水気を切り、混ぜる容器に入れる。オーツ麦、ミルク、メープルシロップ、シナモンを加え、ハンドブレンダー（またはミキサー、フードプロセッサー）でなめらかになるまで混ぜ合わせる。固すぎるようならミルクを少し加える。

3 タンブラー2個に分け入れる。

バラ色の一夜漬けオーツ

朝キッチンに飛び込んで、クリーミーなオーツにスプーンを突っ込むだけでいい、手軽さがうれしい朝食です。繊維質もたっぷり摂れますよ。

2人分 330キロカロリー

- **リンゴ（小）**　1個（¼に切り、芯を取って粗く刻んでおく）
- **冷凍のミックスベリー**または**新鮮な季節のベリー**　100グラム
- **ジャンボオーツ**　50グラム
- **ローストアーモンドフレーク**　25グラム
- **乾燥アプリコット**　8粒（粗く刻んでおく）
- **高脂肪のプロバイオティクス・ギリシャ・ヨーグルト**または**植物性ヨーグルト**　75グラム
- **高脂肪乳**または**植物性ミルク**　100ミリリットル

1 大きめのボウルにリンゴを入れ、冷凍ベリー、オーツ麦、アーモンド、アプリコット、ヨーグルト、ミルク（量を加減しながら）を加え、柔らかくクリーム状になるまで混ぜ合わせる（混ぜるうちに、もったりしてくる）。ふたをして、数時間または夜のあいだ、冷蔵庫で冷やす。

2 食べるときは、小さなボウル2個に分け入れ（職場に持っていくなら、蓋つきのポットに入れる）、好みでミルクを加える。冷蔵庫で保存すれば、2日はもつ。

調理のヒント ローストアーモンドが手に入らないときは、230ページの焼き方を参照のこと。

スクランブルエッグのキムチ添え

マイケルが今いちばんお気に入りの朝食です。睡眠にいい健康な微生物叢をたくさん増やしてくれるレシピです。

2人分 345キロカロリー

- **バターまたはオリーブオイル** 15グラム
- **卵（大）** 4個（泡立てておく）

●**シード入りサワードウ・ブレッド**（小麦やライ麦の粉と水から作る天然酵母のパン）
2切れ（1切れあたり約40グラム）
●**キムチ**（ヒントを参照）または**ザウアークラウト**　50グラム

1 焦げつき防止加工のフライパンに、バターを溶かす（または、オリーブオイルを熱する）。
2 卵を入れ、粗めの海塩と挽きたての黒コショウをまぶし、かき混ぜながら半熟になるまで弱火で2～3分炒める。
3 卵を炒めているあいだに、サワードウ・ブレッドの両面を焼き、お皿に1枚ずつ並べる。スクランブルエッグをのせ、キムチまたはザウアークラウトを添える。

調理のヒント キムチは、自分で作ることもできます（レシピは『The Fast 800』でも紹介しています）。

サツマイモとフェタチーズのマフィン

朝食またはブランチに、たっぷりのサラダと一緒にどうぞ。焼きたてでも、冷まして次の日に食べてもおいしいですよ。サツマイモを皮つきのまま使うことで、手間もかからず、栄養素や繊維質もプラスできます。

6個分 335キロカロリー

- **オリーブオイル**または**ナタネ油**　大さじ5（型に塗る分も少し用意する）
- **サツマイモ**　1本（約225グラム、よく洗って1センチくらいの厚さに切っておく）
- **玉ねぎ（中）**　1個（皮をむき、粗みじん切りにしておく）
- **生タイム**　大さじ1（または乾燥タイム小さじ½）
- **アーモンドプードル（生のアーモンドを砕いて粉末状にしたもの）**　100グラム
- **ブラウン・セルフレイジングフラワー（ベーキングパウダーと塩が入っている薄力粉）**　50グラム
- **ベーキングパウダー**　小さじ½
- **卵（大）**　1個
- **高脂肪乳**　125ミリリットル
- **フェタチーズ**または**ゴートチーズ**　100グラム（1センチくらいの角切りにしておく）
- **パルメザンチーズ**　25グラム（細かくおろしておく）

1 オーブンを220度で予熱しておく。焦げつき防止加工のマフィン型（6個取り）にたっぷりと油を塗っておく。

2 小さめのオーブン用トレイにサツマイモを入れ、オリーブオイル小さじ1をからめ、フレーク海塩と挽きたての黒コショウをまぶし、オーブンで10分焼く。

3 トレイをオーブンから取り出し、サツマイモをひっくり返し、玉ねぎとタイムを加えてオーブンに戻す。サツマイモと玉ねぎがしんなりし、軽く焼き色がつくまでさらに15〜20分焼く。

4 そのあいだに、アーモンドプードルとセルフレイジングフラワーをボウルに入れ、オリーブオイルと卵、高脂肪乳とさっと混ぜ合わせる。

5 生地にサツマイモを混ぜ込み、マフィン型に流し入れる。フェタチーズまたはゴートチーズをちりばめ、パルメザンチーズを振りかける。生地がふくらんできつね色になるまで、オーブンで20〜25分焼く。焼きたてはもちろん、冷めてもおいしい。

調理のヒント マフィン型のコーティングがはがれてきたときは、クッキングシートを型に合わせて敷いておくといいでしょう。

軽食

ここで紹介する軽食は、低カロリーで、手早く簡単に作れるものばかり。軽めの昼食にぴったりです。食物繊維も豊富なので、微生物叢も大喜びするでしょう。

カリフラワーとロースト赤ピーマンのスープ

水溶性食物繊維たっぷりで、いろんな風味が楽しめるクリーミーなスープ。ボリュームをアップしたいときは、砕いたブルーチーズや煎ったシード類を散らすといいでしょう。

5～6人分　120キロカロリー

- **エクストラバージンオリーブオイル**　大さじ3
- **玉ねぎ（大）**　1個（皮をむいて粗みじん切りにしておく）
- **セロリ**　4本（すじを取って薄切りにしておく）
- **にんにく**　1片（皮をむいて薄切りにしておく）

- **カリフラワー（中）** 1個（軸の部分も使い、小房に分けて3センチくらいに切っておく。約450グラム準備する）
- **ロースト赤ピーマン（水煮缶）** 175グラム（水気を切っておく）
- **チキンスープ**または**野菜スープ** 1・5リットル（自家製スープまたは固形スープの素1個半を水に溶かしたもの）
- （好みで）**生のパセリ、パクチーを粗く刻んだもの**

1 大きめの片手鍋にオリーブオイルを熱し、玉ねぎとセロリを5分ほどじっくり炒める。しんなりとしてきつね色になるまで、混ぜながら火を通す。にんにくを加え、手早く炒め合わせる。

2 カリフラワーと赤ピーマン、スープを加え、ひと煮立ちさせる。火を弱め、軽くふたをして、ときどき混ぜながらカリフラワーが柔らかくなるまで20分ほど煮る。

3 鍋を火からおろし、中身をハンドブレンダー（またはフードプロセッサー）でなめらかになるまで混ぜる。

4 フレーク海塩とたっぷりの挽きたて黒コショウで味をととのえる。鍋に入れ、弱火で温める（様子を見て水を加える）。温めたボウルに注ぎ入れる。

キクイモスープ

食物繊維豊富で、睡眠に大いに役立つキクイモをおいしく食べられるレシピです。栄養素を逃がさないよう、皮つきのまま調理します。キクイモを食べ慣れていない人は、食物繊維の作用でお腹にガスがたまりやすくなるので、最初は少量から試してみましょう。

4人分 325キロカロリー

- **エクストラバージンオリーブオイル**　大さじ4
- **玉ねぎ（中）**　2個（皮をむいてみじん切りにしておく）
- **にんにく**　2片（皮をむいてつぶしておく）
- **キクイモ**　800グラム（よく洗い、1センチくらいの厚さに切っておく）
- **チキンスープ**または**野菜スープ**　750ミリリットル（自家製スープまたは固形スープの素1個を水に溶かしたもの）
- **ミックスシード**　大さじ4（約40グラム、しっかり煎ったもの）

1 大きめの片手鍋にオリーブオイルを熱し、玉ねぎ、にんにく、キクイモを加え、ふたをして、ときどき混ぜながら野菜が柔らかくなるまで15分ほど加熱する。

2 スープを加えて煮込む。ふたをせずに、混ぜながら5分ほど煮る。

3 鍋を火からおろし、中身をハンドブレンダー（またはフードプロセッサー）でなめらかになるまで混ぜる。

4 フレーク海塩とたっぷりの挽きたて黒コショウで味をととのえる。鍋に入れ、弱火で温める。温めたボウルに少量ずつ盛りつける。シードを散らす。

調理のヒント ミックスシードを煎るときは、フライパンに入れ、混ぜながら軽く焼き色がつくまで弱火で2～3分乾煎りします。温めるときに少量の高脂肪乳かサワークリームを加えると、スープの風味がより豊かになるでしょう。

このスープは冷凍保存できるので、2、3日で食べきれないときは、残りを冷凍庫に入れておくといいでしょう。

炎症を抑える中華風チキンスープ

お腹にやさしい、栄養豊富なチキンスープ。このスープだけでも十分おいしいですが、2

42ページで食物繊維と野菜、タンパク質がたっぷり摂れる具入りバージョンの作り方も紹介しています。

4食分（1・5リットル）170キロカロリー

- **オーガニックの鶏手羽肉**　500グラム
- **玉ねぎ**　1個（皮をむき、4等分しておく）
- **にんじん（中）**　1本（よく洗い、皮をむいて薄切りにしておく）
- **セロリ**　2本（すじを取り、2センチくらいの長さに切っておく）
- **にんにく**　4片（皮をむいて半分に切っておく）
- **根しょうが**　50グラム（皮をむいて薄切りにしておく）
- **五香粉《ウーシャンフェン》**　小さじ½

1 大きな片手鍋に鶏手羽肉と玉ねぎ、にんじん、セロリ、にんにく、しょうが、五香粉を入れる（残り物のローストチキンを使うときは、皮を取り、骨から身をはがし、ラップをして冷蔵庫に入れておく。残った骨を鍋に入れる）。材料がすべてかぶるくらいの冷水（2リットル）を注ぎ、ふたをする。

2 鍋を火にかけ、ふつふつする程度の火加減で、最低でも4時間、できれば6時間ほど煮込む。適宜、あくを取る。

3 鍋の中身を目の細かい裏ごし器でこし、大きめのボウルか鍋に入れる。骨に残っている身は具として取りおき、スープと一緒に盛りつける。このスープはスープストックとしても使える。冷蔵あるいは冷凍する場合は、完全に冷ましてからラップをかけ、保存すること。

調理のヒント スロークッカーを使えば、数時間で（または夜のあいだに）調理できます。製品によって適切な水の量が変わってくるので、説明書を確認すること。

鶏とチンゲン菜のヌードル

チンゲン菜やマッシュルーム、わけぎには水溶性の食物繊維が豊富に含まれています。東南アジアの屋台の味を思い出させるレシピで、手軽に作れて、軽めの昼食にぴったりです。

4食分 245キロカロリー

- **炎症を抑える中華風チキンスープ**（240ページ参照） 1・5リットル（水1・5リ

ットルに固形スープの素［チキンまたは野菜］を溶かしたものでもよい）

- **全粒粉**または**そば粉の麺**　150グラム
- **マッシュルーム（**または**シイタケ以外のきのこ類）**　150グラム（薄切りにしておく）
- **鶏肉**　100〜200グラム（調理しておく）
- **わけぎ**　4本（根を落とし、小口切りにしておく）
- **チンゲン菜（小）**　4束（根元を落とし、長めに刻んでおく）
- **ごま油**　大さじ1
- （好みで）**赤唐辛子（大）**　1本（小口切りにしておく）または**粗挽き唐辛子フレーク**小さじ½
- **しょうゆ**　大さじ1〜1½（調味用）

1 スープを大きめの鍋に入れ、麺、マッシュルーム、鶏肉、わけぎ、チンゲン菜、ごま油、唐辛子（好みで）を加える。軽く沸騰させ、麺が柔らかくなるまで3分ほどゆでる。

2 しょうゆで味をととのえ、盛りつける。

豆腐とリーキとキムチのスープ

韓国の香りが漂うおいしいスープヌードル。キムチの発酵パワーのご利益も。

2食分　320キロカロリー

- **ごま油**　大さじ1
- **リーキ（西洋ネギ）（中）**　1本（根を落とし、小口切りにしておく）
- **にんにく**　2片（皮をむいてつぶしておく）
- **キムチ**　50グラム
- **全粒粉**または**そば粉の麺**　100グラム
- **温めたチキンスープ**または**野菜スープ**　500ミリリットル（240ページのレシピで作るか、沸騰した湯に固形スープの素1個を溶かす）
- **絹ごし豆腐**　150グラム（2センチくらいのさいの目切りにする）
- **わけぎ**　2本（根を落とし、小口切りにしておく）
- **赤唐辛子**　1本（へたを取り、小口切りにしておく）
- **パクチー（生）**　少々（粗みじん切りにしておく）
- **しょうゆ**（調味用）

1 鍋にごま油をひき、リーキを柔らかくなるまで3分ほど炒める。にんにくとキムチを加え、混ぜながらさらに1分ほど炒める。

2 そのあいだに、麺を3～4分（またはパッケージに書いてあるゆで時間どおりに）ゆでておく。

3 スープをリーキの鍋に注ぎ、沸騰させる。豆腐、わけぎ、唐辛子を加え、3分ほど火を通す（一度軽く混ぜる）。

4 麺のゆで汁を切り、大きなボウルにふたつに分けて盛りつける。上からスープを注ぎ、パクチーを散らし、しょうゆで味をととのえる。

ターメリック入りレンズ豆力レースープ

濃厚で味わい深いスープ。レンズ豆に含まれる食物繊維はお腹にやさしく、ターメリックの鮮やかな金色が食卓に彩りを添えてくれます。ターメリックには抗炎症作用もあり、ココナッツミルクと黒コショウをプラスすれば効果がアップします。

4食分　580キロカロリー

- **オリーブオイル**または**ナタネ油**　大さじ2
- **玉ねぎ**　1個（皮をむいてみじん切りにしておく）
- **中辛カレー粉**　大さじ1
- **ターメリック粉**　小さじ2
- **根しょうが**　25グラム（皮をむいてみじん切りにしておく）
- **レンズ豆（乾燥）**　200グラム
- **オーガニックの高脂肪ココナッツミルク**　400ミリリットル入り1缶
- **ライム**（1個分）または**レモン**（½個分）**の果汁**
- **パクチー**　少々（粗みじん切りにしておく）

クリスピー・オニオン用

- **オリーブオイル**または**ナタネ油**　大さじ6
- **玉ねぎ**　1個（皮をむいて薄い輪切りにしておく）

1 スープを作る。大きめの鍋に油を熱し、玉ねぎを加えて、柔らかくなるまで弱火で5分ほど炒める。カレー粉、ターメリック、しょうがを加え、混ぜながらさらに1分ほど火を通す。

2 レンズ豆、ココナッツミルク、800ミリリットルの水を加える。軽くふたをし、ふつふつする程度の火加減で、レンズ豆がしんなり柔らかくなるまで20〜25分ほど煮込む。火が通ってきたら、しっかり混ぜる。様子を見て水を加える。

3 スープが出来上がる頃に、クリスピー・オニオンを調理する。小さな鍋に油を入れ、中火で熱する。玉ねぎを加え、ときどき混ぜながら、こんがりカラッとするまで6分ほど揚げる。火を止め、穴の開いたお玉で玉ねぎを取り出し、キッチンペーパーの上に並べて油を切る。

4 スープにライムまたはレモンの果汁を加え、フレーク海塩と挽きたて黒コショウで味をととのえる。温めたボウルに注ぎ入れ、クリスピー・オニオンとパクチーをトッピングする。

調理のヒント もっと食べごたえのあるレンズ豆のダール（挽き割り豆を煮込んだ南アジアの料理）にしたいときは、水の量を600ミリリットル程度にし、クリスピー・オニオンと一緒に半割りの固ゆで卵を添えましょう。

作り置きしたときは、温め直すときに少し水を加えてもよいでしょう。

チコリーとプロシュートのオーブン焼き

チコリーには水溶性の食物繊維がたっぷり含まれているので、お腹が健康になり、気分もよくなります。ボリューム控えめで、風味豊かな一皿です。

2食分 395キロカロリー

- **エクストラバージンオリーブオイル** 大さじ1（トレイに塗る分も少し用意する）
- **チコリー（大）** 2個（1個あたり約150グラム）
- **スライス・プロシュート**または**パルマハム** 4切れ（計55グラム）
- **クルミ** 40グラム（粗みじん切りにしておく）
- **パルメザンチーズ** 25グラム（細かくおろしておく）
- **シードル**または**白ワインビネガー**（または**レモン汁**） 小さじ2

1 オーブンを200度に予熱する。小さめのオーブン用トレイに軽く油を塗っておく。

2 チコリーは根元部分を切り落とし、縦半分に切る。切った面を下にしてトレイに並べ、しんなりするまで18〜20分ほどオーブンで焼く。

3 オーブンからトレイを取り出し、チコリーをひっくり返してオイルをまぶす。プロシュートをのせ、クルミとパルメザンチーズを散らす。クルミに軽く焼き色がつき、パルメザンチーズが溶けて焦げ目がつくまで、さらに5〜8分オーブンで焼く。

4 温めた皿にふたつに分けて盛りつけ、ビネガー（またはレモン汁）を振りかけ、挽きたての黒コショウをたっぷりかける。

ドクター・ティムのホットスモークサーモン・サラダ

簡単に作れて、とびきりヘルシーな、絶品のサラダです。

2食分 630キロカロリー

- **冷凍の枝豆**または**そら豆**　150グラム
- **ブロッコリー**　150グラム（小房に分けておく）
- **ホットスモークサーモン**または**サバの燻製**　150グラム（身をほぐしておく）
- **ベビーほうれん草**　50グラム（約2つかみ）
- **熟したアボカド**　1個（皮をむいて種を取り、薄く切っておく）
- （好みで）**粗挽き唐辛子フレーク**　小さじ1/4〜1/2　または**赤唐辛子**　1本（小口切りに

してておく）

- **アーモンドフレーク**　25グラム（焼いておく）
- **レモン汁**　½個分
- **エクストラバージンオリーブオイル**　大さじ2

1 鍋に⅓ほど水を入れ、沸騰させる。冷凍の枝豆（またはそら豆）とブロッコリーを加え、再び沸騰させる。3分ほど煮込み、ざるにあげて、流水にさらして冷やす。

2 野菜を大きなボウルに入れて、サーモン（またはサバ）、ほうれん草、アボカド、唐辛子（好みで）を加え、軽く混ぜ合わせる。

3 アーモンドフレークを散らし、レモン汁とオリーブオイルをたらす。最後に挽きたての黒コショウを振りかける。

サツマイモとサバの燻製のオーブン焼き

オメガ3脂肪酸をおいしく摂取できるレシピです。

2食分 630キロカロリー

- **サツマイモ（中）** 2本（1本あたり約250グラム、よく洗っておく）
- **サバの燻製** 2切れ（1切れあたり約75グラム、皮を取り除いておく）
- **チェリートマト** 10個（それぞれ4等分しておく）
- **キュウリ** ¼本（1センチほどに切っておく）
- **上質なマヨネーズ** 大さじ2
- **高脂肪のプロバイオティクス・ギリシャ・ヨーグルト** 大さじ4
- （好みで）**ラディッシュ** 4〜6個（薄切りにしておく）または**赤玉ねぎピクルス**（318ページ参照）

1 オーブンを200度に予熱する。

2 サツマイモをオーブン用トレイに並べ、表面にフォークで穴を開けておく。オーブンに入れ、柔らかくなるまで50〜60分焼く。

3 サツマイモが焼ける頃に、ほぐしたサバをボウルに入れ、トマト、キュウリ、マヨネーズ、ヨーグルトを加える。挽きたての黒コショウで味をととのえ、ざっくりと混ぜ合わせる。

4 サツマイモを1本ずつ皿にのせ、真ん中に切れ目を入れて開く。**3**をサツマイモの上に盛り、好みでラディッシュまたはピクルスを散らす。

焼きナスのフェタチーズと松の実添え

甘くておいしいナスは、料理の主役です。食物繊維や抗酸化物質も豊富で、お腹を最高の状態に保ってくれます。ナスには血糖値を抑える作用があるという研究結果も発表されています。

2食分 375キロカロリー

- **クミンパウダー** 小さじ½
- **コリアンダーパウダー** 小さじ½
- **エクストラバージンオリーブオイル** 大さじ3
- **ナス（中）** 1本（約300グラム、端を落とし、縦に6等分しておく）
- **松の実** 大さじ2（約20グラム）
- **フェタチーズ** 100グラム（角切りにしておく）
- （好みで）**粗挽き唐辛子フレーク** ひとつまみ

● パクチー　10グラム（粗みじん切りにしておく）
● レモン汁　½個分

1 大きめのホットプレートを予熱しておく。

2 クミンとコリアンダーを小さなボウルに入れて混ぜ、フレーク海塩をひとつまみ加え、挽きたての黒コショウをたっぷり振りかける。オリーブオイルを大さじ2加え、よく混ぜ合わせる。これをナスの両面に塗りつける。

3 ナスを鉄板に（のり切らないときは数回に分けて）並べ、軽く焼き色がつくまで4〜5分焼く。ひっくり返して、しんなりときつね色になるまでさらに4〜5分焼く（数回に分けて焼く場合は、最初に焼いた分が冷めないよう、オーブンで保温しておく）。

4 ナスを焼いているあいだに、松の実を小さなフライパンに入れ、ときどき混ぜながら、軽く焼き色がつくまで中火で2〜3分煎る。

5 ナスをふたつに分けて皿に盛り、フェタチーズをのせ、松の実と唐辛子（好みで）をまぶす。パクチーを散らし、残りのオリーブオイルとレモン汁を振りかける。挽きたての黒コショウで味をととのえる。

調理のヒント ホットプレートがない場合は、焦げつき防止加工のフライパンを使いましょう。ナスにプレートの焼き目模様はつきませんが、味は変わりません。
好みで、ベビーほうれん草やルッコラを添えて緑をプラスしても。

豆とゴートチーズのパスタ

冷蔵庫にあるものや買い置きの材料で作れる、手軽でおいしいパスタ。メニューにもう一品追加したいときにもぴったりです。

2食分　625キロカロリー

- **全粒粉のパスタ（ペンネ、フジッリなど）**　80グラム
- **松の実**　大さじ2（約20グラム）
- **エクストラバージンオリーブオイル**　大さじ3
- **玉ねぎ（小）**　½個（皮をむいてみじん切りにしておく）
- **にんにく（小）**　1片（皮をむいてつぶしておく）
- **冷凍グリーンピース**（または**エンドウ豆**）　200グラム

- **細かくおろしたレモンの皮**　½個分、果汁　大さじ1
- **ゴートチーズ**　100グラム（皮は取り除いておく）

1 鍋に半分くらい水を入れ、沸騰させる。パスタを加え、ときどきかき混ぜながら、柔らかくなるまで10～20分（またはパッケージに書いてあるゆで時間どおりに）ゆでる。

2 そのあいだに、油のひいていないフライパンに松の実を入れ、ときどき混ぜながら、軽く焼き色がつくまで中火で2～3分煎る。皿に取り出しておく。

3 フライパンを再び火にかけ、オリーブオイルと玉ねぎを入れる。かき混ぜながら、しんなりするまで弱火で5分ほど炒める。にんにくと豆を加え、炒め合わせる。

4 パスタのゆで汁を切り、鍋に戻す。炒めた玉ねぎと豆を加え、レモンの皮、果汁、ゴートチーズを混ぜ合わせる。チーズが温まり、とろりとしてくるまで弱火で火を通す。

5 フレーク海塩と挽きたての黒コショウで味をととのえ、ふたつに分けて、温めた大きめのボウルに盛りつける。最後に**2**の松の実を散らす。

ホットスモークサーモンとアンチョビ、アーティチョーク、ブロッコリーのパスタ

脂肪分の多い魚に含まれるオメガ3脂肪酸、たっぷりの食物繊維に加え、栄養価の高い発酵クリームも入った、快適な眠りに導く成分が満載のレシピです。

2食分　610キロカロリー

- **全粒粉のパスタ（ペンネなど）**　80グラム
- **ブロッコリー（小ぶりのもの）**　1個（約200グラム）（小房に分けておく）
- **アンチョビのオリーブオイル漬け（びん詰め**または**缶詰）**　4尾（油分を切り、ぶつ切りにしておく）
- **エクストラバージンオリーブオイル**　大さじ3
- **にんにく（小）**　1片（皮をむいてつぶしておく）
- **新鮮なローズマリー**　1本（葉をむしって刻んでおく）
- **ホットスモークサーモン**　150グラム
- **アーティチョークのつぼみ（びん詰め**または**缶詰）**　75グラム（水気を切ってざく切りにしておく）

- **高脂肪のクレームフレーシュ**　大さじ3
- **新鮮なパセリ（小ぶりのもの）**　1束（葉を粗く刻んでおく）
- （好みで）**粗挽き唐辛子フレーク**　ひとつまみ

1 鍋に半分くらい水を入れ、沸騰させる。パスタを加え、ときどきかき混ぜながら、柔らかくなるまで10分（またはパッケージに書いてあるゆで時間どおりに）ゆでる。ゆであがる3分前くらいに、ブロッコリーを加える。

2 ゆで汁を切り、パスタとブロッコリーを鍋に戻して軽くふたをしておく。

3 アンチョビ、オリーブオイル、にんにく、ローズマリーを焦げつき防止加工のフライパンに入れる。アンチョビがしんなりして形が崩れるくらいまで、弱火で1分ほど炒める。

4 サーモンとアーティーチョークのつぼみを加え、ゆっくり混ぜながら、火が通るまで弱火で2～3分炒める。サーモンをほぐしすぎないよう注意する。

5 **4**のフライパンに**1**のパスタとブロッコリーを入れ、クレームフレーシュ、パセリ、唐辛子（好みで）を加える。挽きたての黒コショウで味をととのえ、さっと混ぜ合わせる。ふたつに分けて、温めたボウルに盛りつける。

シード入りサワードウ・ブレッド オイルサーディンのせ

穀物の力でパワーアップしたトースト。潤滑がよくなるオメガ3脂肪酸も一緒に摂取しましょう。

2食分　310キロカロリー

- **オイルサーディン**　1缶（約120グラム）
- **レモン（小）果汁**　½個分（大さじ1）
- **シード入りサワードウ・ブレッド**　薄切り2切れ（1切れあたり約40グラム）
- **赤玉ねぎ（小）**　¼個（皮をむいて千切りにしておく）
- （好みで）**小粒のケッパー**　大さじ1（水気を切っておく）
- **エクストラバージンオリーブオイル**　大さじ1

1 サーディンの身をオイルの中でほぐし、レモン汁、フレーク海塩少々と、たっぷりの挽きたて黒コショウをまぶす。

2 パンを焼き、1枚ずつ皿に盛る（お腹がすいているときは、ひとりで2枚食べても）。

3 ほぐしたサーディンを熱々のトーストの上にのせ、赤玉ねぎ、ケッパー（好みで）をトッピングし、エクストラバージンオリーブオイルをたらす。トーストが冷めないうちに食べる。

マッシュルームと枝豆の超時短リゾット

時間をかけなくてもリゾットは作れます。このレシピなら、お腹にやさしい食材を使って、おいしいマッシュルームのリゾットが15分で完成します。

2食分　410キロカロリー

- **乾燥ポルチーニ**（または**他の種類の乾燥キノコ**）　10グラム
- **オリーブオイル**　大さじ2
- **玉ねぎ（小）**　1個（皮をむいてみじん切りにしておく）
- **チェスナッツマッシュルーム**　100グラム（薄切りにしておく）
- **にんにく**　1片（皮をむいてつぶしておく）
- **玄米**または**玄米とワイルドライスのミックス**（**調理済みのもの**）　250グラム

- **冷凍枝豆**　80グラム
- **チアシード**　大さじ1
- **乾燥タイム**　ひとつまみ
- **チキンスープ**または**野菜スープ（自家製スープ**または**固形スープの素½個を水に溶かしたもの）**　200ミリリットル
- **パルメザンチーズ**　30グラム（細かくおろしておく）
- （好みで）**粗挽き唐辛子フレーク**　ひとつまみ

1 乾燥ポルチーニを耐熱ボウルに入れ、150ミリリットルの沸騰したお湯を注ぐ。柔らかくなるまで10分ほどおく。ポルチーニをざるにあげ、戻し汁は取っておく。

2 ポルチーニを戻しているあいだに、大きめの鍋（焦げつき防止加工のもの）にオリーブオイルを熱し、玉ねぎをしんなりするまで弱火で3〜4分炒める。チェスナッツマッシュルームを加え、火を強め、軽く焼き目がつくまでさらに2〜3分炒める。

3 にんにくを加えて軽く炒め合わせ、戻したポルチーニ（大きすぎるものはざく切りしておく）と戻し汁も加える。

4 米、枝豆、チアシード、タイムを加えて1分ほど炒め合わせる。

5 スープを入れて軽く煮立たせる。ときどき混ぜながら3分ほど煮る。

6 パルメザンチーズの半量を加え、フレーク海塩と挽きたての黒コショウ、唐辛子（好みで）で味をととのえる。温めたスープ皿に盛りつけ、残りのパルメザンチーズを散らす。

調理のヒント 玄米やワイルドライスはレトルトのものを使ってもかまいませんが、味つきでないものを選びましょう（お米が固まらないよう油をまぶしているものはＯＫ）。米を生から調理する場合は、生米約85グラムで炊きあがりが約２５０グラムになります。

冷凍の枝豆が手に入らないときは、冷凍のエンドウ豆かそら豆を使ってもいいでしょう。

テイクアウト

現場に出て働く人、とくに交代勤務で普通の時間に食事ができない人にとって、健康的な食生活を続けることは簡単ではありません。体にいい食事を調理して職場に持っていけば、自動販売機やコンビニで不健康な食べ物を買わずにすみます。ここでは、持ち運べて栄養たっぷりのレシピをいくつかご紹介します。オメガ3脂肪酸が豊富なスーパーフードである海苔は、ぜひ取り入れたい食材です。

セロリとブルーチーズのディップ

セロリは水分を多く含み、お腹にやさしい食物繊維（水溶性、不溶性の両方）が豊富です。ブルーチーズがディップにピリッとした風味と健康に役立つ微生物をプラスしてくれます。全粒粉のシードクラッカーにのせて食べてもおいしいですよ。

2食分　225キロカロリー

- **ブルーチーズ（ロックフォールなど）**　50グラム
- **高脂肪のギリシャ・ヨーグルト**　50グラム
- **クレームフレーシュ**　50グラム
- **スティック状に切ったセロリ**または**その他の生野菜**

1 チーズとヨーグルト、クレームフレーシュをボウルに入れ、フォークでつぶしてよく混ぜ合わせる。挽きたての黒コショウで味をととのえる。

2 小皿か蓋つきの容器（昼食としてテイクアウトする場合）に入れ、セロリのスティックを添える。

カシューナッツとリコッタチーズ、赤ピーマンのディップ

ピリッとした味がくせになるディップに、カシューナッツで栄養素とコクをプラスしました。

4食分　230キロカロリー

- **無塩カシューナッツ（ローストしていないもの）**　100グラム
- **にんにく（小）**　1片（皮をむいて粗みじん切りにしておく）
- **ロースト赤ピーマン（瓶詰）**　75グラム（水気をきっておく）
- **リコッタチーズ**　100グラム
- **エクストラバージンオリーブオイル**　大さじ4（振りかける分も少し用意する）
- **細かくおろしたレモンの皮**　½個分
- （好みで）**パプリカ**　ひとつまみ

1 ナッツをボウルに入れ、全体がかぶるくらい冷水を注ぐ。ふやけて柔らかくなるまで、冷蔵庫で4～6時間冷やす。

2 ナッツの水気を切り、にんにく、赤ピーマン、リコッタチーズ、オリーブオイル、レモンの皮と一緒にフードプロセッサーに入れ、完全に混ざるまでかくはんする。フレーク海塩と挽きたての黒コショウで味をととのえる。

3 小皿に盛りつけ、オリーブオイルとパプリカ（好みで）を振りかける。いろんな種類の野菜スティックまたはサワードウのクラッカーにつけて食べる。

調理のヒント フードプロセッサーがない場合は、ふやかしたカシューナッツと残りの材料をボウルかジョッキに入れ、ハンドミキサーで混ぜ合わせます。

赤ピーマンは瓶詰ではなく、自分で焼いてもいいでしょう。

小エビと赤キャベツのコールスロー、サワードウ・ブレッドにのせて

小エビとコールスローをのせたサワードウ・ブレッドは、手軽でおいしい、お腹にやさしい万能メニューです。じっくりと発酵させて作るサワードウ・ブレッドは、とびきり健康的なパンで、消化もよく、食後に血糖値が急上昇するのを抑えてくれます。マイケルもわたしも、サワードウ・ブレッドが大好物。あの風味と固い食感はやみつきになります。

2食分 270キロカロリー

- **赤キャベツ** 100グラム（芯を落とし、千切りにする）

- **にんじん（小）** 1本（よく洗い、おろし器で粗くおろしておく）
- **ミックスシード** 大さじ1
- **サワードウ・ブレッド** 2切れ（1切れあたり約40グラム）
- **クレソン**または**ベビーサラダミックス** ひとつかみ（約20グラム）
- **ゆで小エビ** 75グラム（冷凍のものは解凍して水気を切っておく）

ドレッシング用

- **エクストラバージンオリーブオイル** 大さじ2
- **レモン汁** 小さじ1（振りかける分も少々）
- **ディジョン・マスタード** 小さじ½
- （好みで）**粘り気の少ないハチミツ** 小さじ½

1 ドレッシングを作る。大きめのボウルにオリーブオイル、レモン汁、マスタード、ハチミツ（好みで）を入れ、かき混ぜる。

2 赤キャベツ、にんじん、ミックスシードを加え、混ぜ合わせる。

3 サワードウ・ブレッドを1枚ずつ皿に置き、クレソンまたはサラダミックスを敷いておく。その上に**2**のコールスローをのせ、小エビを散らす。レモン汁をまぶし、挽きたての黒コショウで味をととのえる。

サバの燻製とビーツのタヒニ・ピタ

ジューシーで食べごたえもあり、いろんな味も楽しめる栄養たっぷりの時短レシピ。テイクアウトにもぴったりです。脂肪分の多い魚を食べれば、よく眠れるだけでなく、日中の仕事効率もアップするはずです。

1食分 635キロカロリー

- **ブラウン・ピタパン** 1枚
- **クレソン**または**ベビーサラダミックス** 軽くひとつかみ
- **サバの燻製** 1切れ（約75グラム）（皮を取り除いておく）
- **ビーツ（水煮）** 1個（約40グラム）（薄切りにしておく）

ドレッシング

- **タヒニ（ごまをペースト状にした中東・地中海の調味料）** 大さじ1

● **高脂肪のギリシャ・ヨーグルト**　大さじ2
● **エクストラバージンオリーブオイル**　大さじ1
● **レモン汁**　小さじ1〜2

1 ドレッシングを作る。小さなボウルに、タヒニ、ヨーグルト、オリーブオイル、レモン汁と冷水大さじ4を入れ、よく混ぜ合わせる。フレーク海塩と挽きたての黒コショウで味をととのえる。

2 ピタパンはできれば温めておく。中を開いて、クレソンまたはサラダミックスを詰める。ほぐしたサバとビーツも詰める。挽きたての黒コショウで味をととのえ、ドレッシングを少量振りかける。

調理のヒント 残りのドレッシングは冷蔵庫に入れておけば2日くらいはもつので、サラダのドレッシングやディップに使ってもいいでしょう。

黒豆のサラダ　ライムとアボカドを添えて

スパイシーでボリューム満点のサラダ。コクのある黒豆は食物繊維だけでなく、抗炎症作用のあるファイトニュートリエント（植物性栄養素）や葉酸といったビタミンB群も豊富に含まれています。

2食分 315キロカロリー

- **黒豆（水煮缶）** 400グラム入り1缶（洗って水気を切っておく）
- **フレーク海塩** 小さじ½
- **サヤエンドウ**または**小ぶりのサヤインゲン** 100グラム（すじを取っておく）
- **アボカド（小）** 1個（熟しすぎていないもの）
- **わけぎ** 2本（根を落とし、薄切りにしておく）
- **赤唐辛子** 1本（みじん切りにしておく）または**粗挽き唐辛子フレーク** 小さじ½
- **パクチー（生）** 20グラム（粗みじん切りにしておく）

ライムとごまのドレッシング

- **エクストラバージンオリーブオイル** 大さじ2
- **ライム果汁** 大さじ1½
- **ごま** 大さじ1（約10グラム、煎っておく）

1 黒豆をボウルに入れ、塩をまぶしておく。

2 鍋に1/3くらい水を入れ、沸騰させる。サヤエンドウを加え、弾力が残る程度の柔らかさになるまで2分ほどゆでる（サヤインゲンを使うときは、ゆで時間を3分にする）。ざるにあげ、流水にさらして冷やす。水気を切る。

3 サヤエンドウ（またはサヤインゲン）を黒豆の入ったボウルに入れ、アボカド、わけぎ、唐辛子、パクチーを加える。

4 ドレッシングを作る。小さなボウルにオリーブオイル、ライム果汁、ごまを入れてかき混ぜ、挽きたての黒コショウで味をととのえる。サラダにかけて食べる。

調理のヒント ごまを煎るときは、油をひいていないフライパンに入れ、中火にかけます。混ぜながら、軽く焼き色がつくまで1～2分ほど火を通します。火からおろし、ごまが余熱で焦げてしまわないよう、小さなボウルに入れておきましょう。

カニの海苔巻き

オメガ3脂肪酸が豊富な海苔でカニを巻いた、とびきりおいしく、とびきりお腹にいいレシピです。

2食分　420キロカロリー

- **アボカド（中）**　½個（種を取って皮をむいておく）
- **カニの身（生ガニを調理するか、缶詰を使う）**　100グラム（水気を切っておく）
- **ライム果汁**　大さじ1
- **玄米**　150グラム（炊いて冷ましておく）
- **乾燥海苔**　2枚（20センチ角）

ディップ用

- **しょうゆ**　大さじ2
- **粗挽き唐辛子フレーク**　小さじ¼　または**シラチャーチリソース（唐辛子とにんにくがベースのホットソース）**　少々
- **ごま油**　小さじ1

1 アボカドを皿にのせ、フォークでよくつぶす。

2 カニをボウルに入れ、ライム果汁とよく挽いた黒コショウをまぶしてざっくり混ぜ合わせる。

3 まな板に海苔を1枚敷き（照りのあるほうを下にする）、アボカドの半量を、海苔の下半分にまんべんなく塗りつける。

4 アボカドの上に玄米の半量を重ね、スプーンの背で軽く押さえる。カニの半量を玄米の中央に横長にのせていく。

5 中身がはみ出さないように、両手を使って海苔を下からきっちりと巻く。はがれてこないよう、海苔の縁に水を塗り、くっつけて平らにならす。海苔巻きを6等分に切る。残りの材料でもう1本作る。

6 しょうゆ、唐辛子フレークまたはシラチャーチリソース、ごま油を小さなボウルに混ぜ合わせ、ディップとして添える。

調理のヒント 残り物のご飯を使ってもかまいませんが、炊きたてを冷凍したものを使いましょう。生の玄米を使うときは、50グラムの玄米を（パッケージに書いてある時間どおりに）柔らかくなるまでゆで、流水で洗い、水気を切ります。生米50グラムで炊き上がりが

150グラムになります。

海苔とチリのポップコーン

オメガ3脂肪酸のパワーと、くせになるうまみ成分がたっぷりの、健康的なスナックです。

2食分　125キロカロリー

- **エクストラバージンオリーブオイル**　小さじ4
- **ポップコーン**　30グラム

海苔とチリの香味料用

- **フレーク海塩**　小さじ¼
- **海苔**　½枚（幅3センチくらいに切っておく）
- **粗挽き唐辛子フレーク**　小さじ½

1　海苔とチリの香味料を作る。フレーク海塩、海苔、唐辛子をジョッキに入れ、ハンドミキサーでよく混ぜ合わせる（混ぜすぎてパウダー状にならないよう注意）。

2 オリーブオイル小さじ1とポップコーンを鍋に入れ、軽く混ぜ合わせる。きっちりとふたをして、中火にかける。はじける音がしたら、鍋を前後に動かす（途中でふたを開けないこと）。ふたをしっかり手で押さえて鍋をゆすりながら、はじける音が聞こえなくなるまで4分ほど火にかける。

3 鍋を火からおろし、残りのオリーブオイルを振りかけてよく混ぜる。香味料をまぶし、からめる。大きなボウルに移し入れ、はじけずに残った粒を取り除く。

レバノン料理・タブーラのゴートチーズ添え

ブルグア小麦は風味豊かな挽き割り小麦で、野菜やハーブのタブーラを作るのによく使われます。チーズとスパイシーなガーリック・ドレッシングを添えたこのレシピは、テイクアウト用の軽食にぴったり。残り物の肉やファラフェル（ひよこ豆のコロッケ）、ナッツ類を加えれば、ボリュームもプラスできます。

4食分　365キロカロリー

● **ブルグア小麦**　２００グラム（できれば全粒のもの）
● **赤玉ねぎ**　½個（皮をむいて千切りにしておく）
● **生ミント**　25グラム（粗みじん切りにしておく）
● **生イタリアンパセリ**　25グラム（葉を粗みじん切りにしておく）
● **ベビーほうれん草**　50グラム
● **ゴートチーズ**　１００グラム（小さめの角切りにしておく）
● **ミックスシード**　大さじ2

ドレッシング用

● **にんにく**　2片（皮をむいてつぶしておく）
● **レモン汁**　大さじ2
● **エクストラバージンオリーブオイル**　大さじ4

1 中くらいの鍋に半分ほど水を入れ、ブルグア小麦を加えて沸騰させる。ときどきかき混ぜながら、小麦が柔らかくなるまで10分ほど煮る。ざるにあげ、流水ですすいで冷ます。水気をしっかり切り、大きなボウルに盛る。

2 同じボウルに赤玉ねぎ、ハーブ類、ほうれん草を加え、フレーク海塩と挽きたての黒コショウをたっぷり振りかけ、よく混ぜ合わせる。

3 ドレッシングを作る。にんにく、レモン汁、オリーブオイルを小さなボウルに入れてかき混ぜ、かくはんする。サラダにかけ、軽く混ぜ合わせる。

4 ゴートチーズとミックスシードを散らす。

調理のヒント チーズはどんな種類を使ってもかまいません（入れなくてもよい）。タブーラは、肉や魚、かぼちゃやビーツを焼いたものに添えてもいいでしょう。

メインディッシュ

地中海食をベースにした、ボリュームのある料理をご紹介します。レンズ豆などの豆類や食物繊維が豊富な食材を使っているので、微生物叢が元気になって、ぐっすり眠れるようになるはずです。

マスとセルリアックのマッシュ

新鮮な魚にレモンをしぼり、カリカリとした歯触りのナッツのトッピングをかければ、おいしくないわけがありません。つけ合わせは、クリーミーなセルリアックのマッシュ。セルリアックの皮には栄養素がたっぷり含まれているので、できるだけ皮をむかずに使いましょう。ゆでた緑黄色野菜と一緒にどうぞ。

2食分 555キロカロリー

- **ニジマスまたはサバ**　2尾（1尾あたり約270グラム、よく洗っておく）

● レモン（小）　1個（薄切りにしておく）
● エクストラバージンオリーブオイル　大さじ2
● 湯むきしたヘーゼルナッツ　40グラム（粗みじん切りにしておく）

マッシュ用

● セルリアック　300グラム（よく洗ってごつごつしたところを落とし、2センチほどのざく切りにしておく）
● 高脂肪のクレームフレーシュ　50グラム

1 オーブンを200度で予熱し、オーブン用トレイにクッキングシートを敷いておく。
2 マスまたはサバをトレイに並べ、薄切りにしたレモンを半量ずつのせる。大さじ½のオリーブオイルを振りかけ、挽きたての黒コショウをまぶす。15分オーブンで焼く。一度オーブンから取り出し、ヘーゼルナッツを散らし、ナッツに軽く焼き色がつくまでさらに5分ほど焼く。
3 そのあいだに、セルリアックを鍋に入れ、冷水をかぶるくらい加える。沸騰させ、セルリアックが柔らかくなるまで10分ほど煮る。水気を切り、鍋に戻す。
4 クレームフレーシュを加え、フレーク海塩を少々と挽きたての黒コショウをたっぷり振りかけ、へらでなめらかになるまでつぶす。

5 セルリアックのマッシュを半量ずつ温めた皿に盛り、魚を並べ、ヘーゼルナッツも残さず散らす。残りのオリーブオイルをまぶす。

牛肉とキクイモのキャセロール

ごつごつした見た目のキクイモには、お腹にいい不溶性・水溶性の食物繊維が豊富で、ほんのり甘い風味豊かな野菜です。セルリアックのマッシュ（作り方は右ページを参照、4人分［ひとりあたり130キロカロリー］になるよう材料は2倍にする）や葉野菜をたっぷり添えて食べましょう。

4食分 320キロカロリー

- **牛肉（煮込み用の厚切り肉）** 500グラム（2・5センチくらいのぶつ切りにしておく）
- **オリーブオイル** 大さじ3
- **玉ねぎ** 1個（皮をむいて薄切りにしておく）
- **セロリ** 2本（1・5センチほどの長さに切っておく）

- **にんじん（中）**　3本（端を落とし、よく洗って2センチほどのざく切りにしておく）
- **キクイモ**　300グラム（よく洗って2センチほどのざく切りにしておく）
- **固形ビーフスープの素**　1個
- **トマトピューレ**　大さじ2
- **乾燥ハーブミックス**　小さじ1

1 オーブンを170度に予熱しておく。牛肉にフレーク海塩と挽きたての黒コショウをまぶす。

2 焦げつき防止加工のフライパンにオリーブオイル大さじ1を熱し、牛肉を2回に分けて焼き色がつくまで中火で2〜3分焼く（様子を見てオリーブオイルを足す）。耐火加工のキャセロール皿に移す。

3 残りのオリーブオイルをフライパンにひき、玉ねぎ、セロリ、にんじん、キクイモを入れ、ときどき混ぜながら軽く焼き色がつくまで6〜8分炒める。牛肉の入ったキャセロール皿に移す。

4 フライパンに沸騰したお湯100ミリリットルを入れ、木べらで表面に残った焦げをこそげとる。キャセロール皿に注ぐ。固形スープの素、トマトピューレ、沸騰したお湯350ミリリットルを加える。ハーブを散らし、混ぜながら煮立たせる。ふたをしてオーブンに入れ、肉が柔らかくなるまで2時間ほど焼く。

セルリアックとアンチョビのチーズ焼き

アンチョビはセルリアックの風味を豊かにしてくれます。脂肪分が豊富な魚を加えれば、健康効果もアップします。新キャベツやケール、カーボロネロ（イタリア黒キャベツ）と一緒に食べましょう。

2食分 420キロカロリー

- **玉ねぎ（小）** 1個（皮をむいて薄切りにしておく）
- **オリーブオイル** 大さじ1
- **セルリアック** 400グラム（よく洗ってごつごつしたところを落とし、半分に切ったものを3ミリくらいの厚さの薄切りにしておく）
- **アンチョビのオリーブオイル漬け** 8尾（瓶詰または缶詰、油分を切っておく）
- **ゴーダチーズ**または**チェダーチーズ（ミックスしてもよい）** 30グラム（細かくおろしておく）

- **高脂肪のクレームフレーシュ**　大さじ5
- **高脂肪乳**　大さじ4
- **パルメザンチーズ**　30グラム（細かくおろしておく）
- **ローズマリー（生）**　小さじ1（細かく刻んでおく）

1 オーブンを200度に予熱する。

2 玉ねぎを耐熱皿に並べ、オリーブオイルをたらし、フレーク海塩と挽きたての黒コショウ少々を振りかける。セルリアックを3～4層に重ねる。一番上にアンチョビをのせ、ゴーダチーズまたはチェダーチーズを散らす。

3 全体がかぶるようにクレームフレーシュと高脂肪乳を注ぎ（スプーンでセルリアックにしっかり振りかける）、挽きたての黒コショウをまぶす。アルミホイルで緩くふたをしてオーブンの中央に入れ、セルリアックが柔らかくなるまで55～60分ほど焼く。

4 オーブンから取り出し、アルミのふたを外す。パルメザンチーズとローズマリーを散らし、オーブンに戻し入れて軽く焼き色がつくまで10分ほど焼く。

鶏肉と野菜のトレイ焼き

材料を一緒に焼くだけの、簡単でお腹にもいい一品です。新鮮な緑の野菜と一緒に食べましょう。

4食分　530キロカロリー：チョリソー分は除く

- **赤玉ねぎ（中）**　2個（皮をむいて8つにくし切りしておく）
- **サツマイモ**　300グラム（よく洗って3センチくらいの厚さに切っておく）
- **キクイモ**　300グラム（よく洗って3センチくらいの厚さに切っておく、キクイモの代わりにサツマイモ150グラムとコショウ少々を追加してもよい）
- **ピーマン**　赤と黄各1個（種を取り、3センチくらいの幅に切っておく）
- （好みで）**チョリソー**　50グラム（1センチくらいの幅に切っておく）
- **トマト（大）**　4個（1個あたり約475グラム、4等分しておく）
- **エクストラバージンオリーブオイル**　大さじ4
- **鶏もも肉（ブロイラーではない鶏を選ぶ、骨と皮つきのもの）**　4枚（約730グラム）

1 オーブンを200度に予熱する。

2 赤玉ねぎ、サツマイモ、キクイモ、ピーマン、チョリソー（好みで）、トマトを大きなオーブン用トレイに入れる。オリーブオイル大さじ1を振りかけ、軽く混ぜ合わせる。

3 鶏肉を皮目を上にして、野菜のあいだに置く。残りのオリーブオイルとフレーク海塩、挽きたての黒コショウをまぶす。鶏肉に完全に火が通り、野菜に軽く焼き色がつくまで45〜55分ほどオーブンで焼く。

鶏肉とひよこ豆とナツメヤシのタジン

このすばらしくおいしいタジンは、材料を順に入れていくだけで、肉は柔らかくなり、味も染み込みます。キヌアかブルグア、緑の野菜をたっぷりと添えて食べましょう。

4食分 540キロカロリー

- **エクストラバージンオリーブオイル** 大さじ4
- **玉ねぎ（大）** 1個（皮をむいて薄切りにしておく）
- **にんにく** 2片（皮をむいてつぶしておく）
- **ハリッサ・ペースト（チュニジアの唐辛子の香辛料）** 大さじ2

- **鶏もも肉（骨と皮のついていないもの）** 8枚（約650グラム）
- **カットトマト（缶詰）** 400グラム入り2缶
- **オーガニックのひよこ豆（缶詰）** 400グラム入り1缶
- **ナツメヤシ（種なしソフトタイプ）** 8粒（ざく切りにしておく）
- （好みで）**ゆでアーモンド** 40グラム
- **固形チキンスープの素** 1個
- **生パクチー** 20グラム（茎をみじん切りに、葉を粗みじん切りにしておく）

1 オーブンを200度に予熱する。

2 耐火加工のキャセロール皿にオリーブオイルを熱し、玉ねぎ、にんにく、ハリッサを入れる。中火にかけ、30秒から1分ほどかき混ぜる。鶏肉、カットトマト、ひよこ豆と缶の煮汁、ナツメヤシ、アーモンド（好みで）、固形スープの素、水100ミリリットルを加える。たっぷりの挽きたて黒コショウとフレーク海塩少々をまぶす。混ぜながら軽く煮立たせる。

3 パクチーの茎の部分を入れ、キャセロール皿にふたをして、オーブンに入れる。ときどき混ぜながら、鶏肉が柔らかくなり、ソースが煮詰まるまで1時間ほど焼く。パクチーの葉の半量を混ぜ込み、残りは食べるときに散らす。

ミートボールとナスのフェタチーズがけ

ナスはミートボールに添えるのにぴったりの野菜です。ナスには炎症を抑える抗酸化物質が含まれています。葉もの野菜や玄米、ブルグアなどを添えればボリュームもアップします。

4食分　420キロカロリー

- **オリーブオイル**　大さじ4
- **ラム肉のミートボール（レトルトでよい）**　20個（約500グラム）
- **赤玉ねぎ**　1個（皮をむいてみじん切りにしておく）
- **ナス**　1本（約300グラム、2センチくらいの厚さに切っておく）
- **カットトマト（缶詰）**　400グラム入り1缶
- **赤ワイン**　100ミリリットル（グラス1杯程度）
- **乾燥オレガノ**　小さじ1
- **粗挽き唐辛子フレーク**　小さじ½
- **フェタチーズ**　100グラム

1　焦げつき防止加工の大きめのフライパンに、オリーブオイル大さじ1を入れて中火で熱する。ミートボールを加え、ときどきひっくり返しながら表面に軽く焼き色がつくまで8～10分ほど炒める。ミートボールを皿に取り出しておく。フライパンの余分な油を取り除き、再び火にかける。

2 残りのオリーブオイルを入れ、赤玉ねぎとナスを加える。赤玉ねぎがしんなりして、ナスに軽く焼き色がつくまで、ときどき混ぜながら6～8分炒める。

3 カットトマトと赤ワイン、オレガノ、唐辛子、200ミリリットルの冷水を加える。フレーク海塩と挽きたての黒コショウをまぶし、軽く煮立たせる。ミートボールをフライパンに戻し入れ、ソースをからめながら15分ほど煮込む。様子を見て水を足す。

4 最後にフェタチーズを砕いて振りかけ、チーズがとろりとしてくるまで弱火で3～4分煮込む（かき混ぜないこと）。

調理のヒント 牛肉のミートボールやベジタリアン用のミートボール、レトルトのファラフェルを使ってもいいでしょう。ファラフェルを使うときはひとり2、3個ずつにし、油で揚げる代わりにソースに入れて10分ほど煮込みます。

マッシュルームとひよこ豆とケールのカレー

とてもヘルシーなカレーです。このレシピなら、クリーミーでコクのあるカレーが簡単に作れます。玄米とトマト、玉ねぎサラダと一緒に食べましょう。

3食分 580キロカロリー

- **エクストラバージンオリーブオイル** 大さじ3
- **玉ねぎ** 1個(皮をむいてみじん切りにしておく)
- **チェスナッツマッシュルーム(小ぶりのもの)** 200グラム(4等分しておく)
- **にんにく** 2片(皮をむいてつぶしておく)
- **根しょうが** 15グラム(皮をむいてみじん切りにしておく)
- **中辛カレー粉** 大さじ1~1½(量は好みで)
- **オーガニックのココナッツミルク(脂肪分の高いもの)** 400ミリリットル入り1缶
- **カーリーケール** 150グラム(ざく切りにして、茎の固い部分は取り除いておく)
- **オーガニックのひよこ豆(缶詰)** 400グラム入り1缶(汁はとっておく)
- **カシューナッツ(ローストしていないもの)** 40グラム(粗みじん切りにしておく)
- (好みで)**レモン**または**ライム果汁**

1 大きめの平鍋か浅めのキャセロール皿にオリーブオイルを熱し、玉ねぎを入れ、混ぜながら弱火で2~3分炒める。火を強くしてマッシュルームを加え、軽く焼き色がつくまでさらに2~3分炒める。

2 にんにく、しょうが、カレー粉を加え、混ぜながら30秒ほど火を通す。ココナッツミルクを注ぎ、ケール、ひよこ豆と缶の煮汁、カシューナッツを混ぜる。煮立ってきたらふたをし、ときどき混ぜながら、ケールがしんなりするまで10分ほど煮込む。

3 フレーク海塩、挽きたての黒コショウで味をととのえ、レモンかライム果汁(好みで)をまぶす。

調理のヒント ひよこ豆はオーガニックの水煮缶を使うと、煮汁ごと調理できます。オーガニックのものが見つからない場合は、煮汁を切って洗い、150ミリリットルの水を加えましょう。

白豆のラタトゥイユ

見た目もよく、水溶性の食物繊維が豊富なラタトゥイユは、メインディッシュにもサイドメニューにもなります。抗炎症効果のあるオリーブオイルもたっぷり入ったラタトゥイユは、そのまま食べても、ハルーミ（キプロス料理の非熟成塩漬けチーズ）や焼き肉、焼き魚と一緒に食べてもいいでしょう。

2食分（メインディッシュの場合）　545キロカロリー（サイドメニューにする場合は4食分）

- **エクストラバージンオリーブオイル**　大さじ5
- **玉ねぎ（中）**　2個（皮をむいてみじん切りにしておく）
- **チェスナッツマッシュルーム**　200グラム（薄切りにしておく）
- **ナス**　1本（約350グラム、2センチくらいの輪切りにしておく）
- **にんにく**　4片（皮をむいてつぶしておく）
- **乾燥オレガノ**　小さじ1
- **オーガニックの白豆（カネリーニ豆、インゲン豆、ライ豆など）**　400グラム入り1缶
- **カットトマト（缶詰）**　400グラム入り1缶
- **固形野菜スープの素**　1個

1 大きめの平鍋か浅めのキャセロール皿にオリーブオイル大さじ4を熱し、玉ねぎを加え、混ぜながらしんなりするまで弱火で6～8分炒める。
2 マッシュルームとナスを加え、火を強める。混ぜながら、軽く焼き色がつくまで炒める。
3 にんにくとオレガノを加え、手早く炒め合わせる。
4 白豆と缶の煮汁を入れる。トマトも加え、固形スープの素を砕いて振りかけ、300ミリリットルの水を注ぐ。軽く煮立たせたら、ふたをして20分ほど煮込む。ふたを外し、野菜が柔らかくなり、トマトが煮崩れるまでさらに10分ほど火を通す。
5 フレーク海塩と挽きたての黒コショウで味をととのえる。残りのオリーブオイルをたらす。

パースニップと白豆マッシュのシェパードパイ

いろんな野菜や豆が入ったこのシェパードパイには、食物繊維がたっぷり。味もよく、眠りを誘う癒しの一品です。新鮮な葉もの野菜と一緒に食べましょう。

6食分 355キロカロリー

- **オリーブオイル**　大さじ1
- **ラム肉のミンチ**　400グラム
- **玉ねぎ**　1個（皮をむいてみじん切りにしておく）
- **セロリ**　1本（すじを取って薄切りにしておく）
- **にんじん**　1本（皮をむいて1センチくらいの厚さに切っておく）
- **マッシュルーム**　100グラム（薄切りにしておく）
- **乾燥グリーンレンズ豆**　100グラム
- **ラム肉のスープ**または**野菜スープ**　500ミリリットル（自家製スープまたは固形スープの素1個を水に溶かしたもの）
- **トマトピューレ**　大さじ2
- **ベイリーフ**　1枚
- **乾燥タイム**　小さじ½

トッピング用

- **パースニップ（セリ科の根菜）**　300グラム（端を落としてよく洗い、2センチほどの厚さに切っておく）

- **カネリーニ豆（缶詰）** 400グラム入り1缶（水気を切って洗っておく）
- **高脂肪のクレームフレーシュ** 大さじ4
- **高脂肪乳** 大さじ2〜3

1 オーブンを180度に予熱する。

2 耐火加工のキャセロール皿（容量3リットル以上）にオリーブオイルを熱し、ラム肉、玉ねぎ、セロリ、にんじん、マッシュルームを入れる。ミンチをほぐしながら、軽く焼き色がつくまで10分ほど炒める。

3 レンズ豆、スープ、トマトピューレ、ベイリーフ、タイムを加え、煮立たせる。ふたをしてオーブンに入れ、レンズ豆が柔らかくなり、ソースが煮詰まってくるまで1時間ほど焼く。

4 そのあいだに、パースニップを大きめの鍋に入れ、かぶるくらいの冷水を注ぐ。沸騰させ、パースニップが柔らかくなるまで15〜20分ゆでる。豆を加え、さらに2分ほど煮込む。

5 ざるにあげ、水気を切ったパースニップとカネリーニ豆を鍋に戻す。クレームフレーシュと高脂肪乳を注ぎ、フレーク海塩とたっぷりの挽きたて黒コショウで味をととのえ、鍋の中身をつぶす。

6 **3**のラム肉をオーブンから取り出し、よく混ぜる。その上に**5**のパースニップのマッシュをのせ、マッシュが熱々になるまで15分ほど焼く（ふたはしなくてよい）。

燻製魚のグラタン

手軽に作れるクリーミーな魚のグラタン。いろんな味とトッピングのクリスピーな食感が楽しめます。オメガ3脂肪酸が豊富な心安らぐ一品です。

2食分 570キロカロリー

- **オリーブオイル** 小さじ1（オーブン皿に塗る分）
- **いろんな種類の魚の切り身（サーモン、タラ、燻製タラなど）** 260グラム（ぶつ切りにしておく）
- **冷凍グリーンピース** 75グラム
- **高脂肪のクレームフレーシュ** 125グラム
- **全粒粉を使ったサワードウ・ブレッドのパン粉** 25グラム
- **チェダーチーズ** 50グラム（細かくおろしておく）

●（好みで）**パセリのみじん切り**　少々

1 オーブンを200度に予熱する。浅めのオーブン皿（容量500ミリリットル以上のもの）にオリーブオイルを塗っておく。

2 オーブン皿に魚とグリーンピースを並べ、挽きたての黒コショウ少々をまぶし、軽く混ぜておく。ホイルでふたをして10分焼く。

3 オーブンから取り出し、クレームフレーシュを注いで混ぜる。パン粉とチーズをボウルに入れて合わせ、パセリと一緒に（好みで）魚の上にまぶす。オーブンに戻し、パン粉がきつね色になり、全体がふつふつとしてくるまで10～15分焼く。

調理のヒント 全粒粉のサワードウ・ブレッドが手に入らないときは、全粒粉のパンか普通のサワードウ・ブレッドでパン粉を作ってもいいでしょう。

ターキーとレンズ豆のボロネーゼ

新鮮なズッキーニと全粒粉のスパゲティにのせ、たっぷりのパルメザンチーズを添えた、お腹にやさしいボロネーゼです。

4食分 415キロカロリー

- **オリーブオイル**　大さじ4
- **玉ねぎ（大）**　1個（皮をむいてみじん切りにしておく）
- **チェスナッツマッシュルーム**　150グラム（薄切りにしておく）
- **ターキーのミンチ**　300グラム
- **にんにく**　2片（皮をむいてつぶしておく）
- **スプリット赤レンズ豆（乾燥）**　100グラム
- **カットトマト（缶詰）**　400グラム入り2缶
- **赤ワイン**　150ミリリットル
- **固形チキンスープの素**　1個
- **乾燥オレガノ**　小さじ1½
- （好みで）**ベイリーフ**　1～2枚

1 焦げつき防止加工の大きめの鍋にオリーブオイルを熱し、玉ねぎ、マッシュルーム、ターキーのミンチを入れる。玉ねぎがしんなりして、ターキーに軽く焼き色がつくまで5

～7分炒める。にんにくを加え、混ぜながら炒め合わせる。

2 レンズ豆を**1**の鍋に入れる。カットトマト、赤ワイン、固形スープの素、オレガノ、ベイリーフ（好みで）を加える。200ミリリットルの水を注ぎ、煮立たせる。火を弱め、レンズ豆とターキーが柔らかくなり、ソースが煮詰まってくるまで、ときどき混ぜながら30分ほど煮込む。様子を見て水を足す。

3 フレーク海塩と挽きたての黒コショウで味をととのえる。

調理のヒント そば粉やエンドウ豆、レンズ豆のパウダーなどを使った、グルテンフリーで食物繊維豊富なパスタを使ってもいいでしょう。

温サーモンとかぼちゃのサラダ　海苔風味

アジアの風味といろんな食感が楽しめる、おいしくて彩り豊かなポキ・ボウルです。脂肪分の多い魚にはオメガ3脂肪酸が豊富ですが、海苔を加えることで抗炎症作用がさらにパワーアップ。お腹にいい食物繊維もプラスして、安眠効果は間違いなしです。

2食分　590キロカロリー

- **かぼちゃ**　300グラム（皮をむいて2センチくらいに切っておく）
- **エクストラバージンオリーブオイル**　大さじ1
- **サーモンの切り身**　2枚（1枚あたり約120グラム）
- **冷凍の枝豆**または**エンドウ豆（さやつきのもの）**　100グラム
- **ベビーほうれん草**　ふたつかみ（約75グラム）
- **ラディッシュ**　4個（薄切りにしておく）または**にんじん**　1本（にんじんを使う場合は、皮をむいておろし器でおろしておく）
- **わけぎ**　2本（根を落とし、薄い小口切りにしておく）
- **しょうゆ**　大さじ2
- **ごま油**　小さじ2

海苔の振りかけ用

- **海苔**　1枚（幅広に切っておく）
- **粗挽き唐辛子フレーク**　小さじ½
- **ごま**　大さじ2
- （好みで）**しょうがパウダー**　ひとつまみ

1 オーブンを200度に予熱する。オーブン用トレイにクッキングシートを敷いておく。
2 かぼちゃにオリーブオイルをからめ、トレイに並べる。20分焼く。
3 オーブンからトレイを取り出し、かぼちゃをひっくり返す。サーモンを皮目を下にして乗せ、挽きたての黒コショウをまぶす。サーモンに火が通り、かぼちゃが柔らかくなるまで10〜12分焼く。
4 そのあいだに、海苔の振りかけを作る。海苔、唐辛子、ごま、しょうが（好みで）、フレーク海塩ひとつまみをミキサーに入れ、細かく砕く（混ぜすぎてパウダー状にならないよう注意）。
5 枝豆（またはエンドウ豆）を沸騰したお湯で2分ゆがく。
6 ほうれん草、5の豆、ラディッシュ（またはおろしたにんじん）、わけぎをふたつに分けてボウルに入れる。その上にかぼちゃとサーモン（皮は取り除いておく）を盛りつける。
7 小さなボウルにしょうゆとごま油を入れて混ぜ、サラダに振りかける。海苔の振りかけをまぶす。

調理のヒント 残った振りかけは密封容器に入れておきましょう。サラダやスープ、シチューや炒め物に振りかけてもおいしいですよ。

ベジタリアン用に作るときは、サーモンを使わず、かぼちゃを100グラム追加します。アーモンドフレークやヘーゼルナッツのローストをトッピングすれば、タンパク質も摂取できます。

つけ合わせの野菜メニュー

たっぷり野菜を食べて眠りましょう。野菜は新鮮で、色や種類が豊富なほどいいでしょう。インゲン豆やレンズ豆などの豆類、全粒穀物と野菜は、地中海食に欠かせない食材です。おいしいだけでなく、さまざまな栄養素、ビタミン、タンパク質がたっぷり含まれています。週に30種類の野菜、フルーツ、豆類を摂取するのが理想です。案外、それほど難しくはありません。ただ、突然の変化にお腹がびっくりしないよう、少しずつ量を増やすようにしましょう。

焼きフェンネルと玉ねぎのターメリック風味

フェンネルには水溶性の食物繊維が含まれ、抗炎症作用もあります。ジューシーでやさしい味わいの一品で、どんな料理にも合うこと間違いなしです。

2食分 160キロカロリー

- **オリーブオイル** 大さじ2
- **ターメリック粉** 小さじ1
- **レモン汁** 大さじ1½
- **フェンネルの根（小）** 2個（1個あたり約225グラム、端を落として縦に8等分しておく）
- **玉ねぎ（小）** 1個（皮をむいて4等分にしておく）
- （好みで）**生パクチーのみじん切り** 少々

1 オーブンを200度に予熱する。

2 大きめのボウルにオリーブオイルとターメリック、レモン汁を入れる。フレーク海塩をひとつまみ加え、軽くかき混ぜる。

3 フェンネルと玉ねぎを加え、よく混ぜ合わせる。挽きたての黒コショウをまぶし、大きめのオーブン用トレイに重ならないよう並べる。フェンネルが柔らかくなり、軽く焼き色がつくまで25分ほどオーブンで焼く。

4 パクチーを散らす（好みで）。

赤キャベツの蒸し焼き　クルミとリンゴを添えて

冬にぴったりの一品です。冷製の肉料理に添えてもいいですし、微生物が豊富なブルーチーズをトッピングしても。

4食分　215キロカロリー

- **赤キャベツ（小）**　1個（約525グラム、4等分して芯を取り、薄切りにしておく）
- **エクストラバージンオリーブオイル**　大さじ2
- **フレーク海塩**　小さじ½
- （好みで）**八角**　2個
- **シナモンスティック**　1本　または**シナモンパウダー**　小さじ1
- **料理用のリンゴ**　1個（約200グラム、皮はむかずに4等分し、芯を取り除き、1・5センチくらいのざく切りにしておく）
- **ナツメヤシ（種なしソフトタイプ）**　50グラム（薄切りにしておく）
- **クルミ**　50グラム（ざく切りにしておく）
- **ワインビネガー**または**リンゴ酢**　大さじ1½

1 キャベツを大きめの鍋に入れ、150ミリリットルの冷水を加える。オリーブオイル、塩、スパイス類を混ぜる。軽く煮立たせて、ときどき混ぜながら弱火で15分煮る。

2 リンゴ、ナツメヤシ、クルミ、ビネガーを加え、再び煮立たせる。ふたをせず、中火で5分煮込む。ときどき混ぜながら、汁気がなくなるまで煮詰める。

3 味をみて、必要ならビネガーを足す。八角とシナモンスティックを取り除く。

タイム風味のロースト野菜

地中海でおなじみの野菜を使ったローストは、週に30種類の野菜をとるという理想にぐっと近づけるレシピです。できたてでも、冷めてからでもおいしく食べられます。葉もの野菜や全粒粉のクスクス、パスタを添え、ハルーミやフェタチーズ、ナッツやシード類を振りかけて、翌日のランチとしてテイクアウトしてもいいでしょう。

4食分　250キロカロリー

- **ピーマン（何色でも）**　2個（種を取って2センチくらいの幅に切っておく）
- **サツマイモ**　1個（約300グラム、よく洗って2センチくらいの幅に切っておく）

●**ズッキーニ**　２本（端を落として2センチくらいの幅に切っておく）
●**赤玉ねぎ**　1個（皮をむいて10等分のくし切りにしておく）
●**エクストラバージンオリーブオイル**　大さじ４（最後に振りかける分も用意する）
●**タイムの葉**　大さじ１（２〜３枝程度）
●（好みで）**粗挽き唐辛子フレーク**　小さじ½

1 オーブンを２２０度に予熱しておく。
2 野菜類を大きめのボウルに入れ、オリーブオイルをまぶす。フレーク海塩ひとつまみとたっぷりの挽きたて黒コショウを振りかける。大きめのオーブン用トレイに重ならないよう並べ、野菜が柔らかくなり、軽く焼き色がつくまで25分ほどオーブンで焼く。
3 オーブンから取り出し、タイムと唐辛子フレーク（好みで）をまぶす。野菜をひっくり返す。オーブンに戻し、さらに５分焼く。

シードを散らしたレインボーサラダ

ビターな味わいの葉もの野菜は、食事の最初に食べると消化を助けてくれます。色味豊かな野菜も使って、抗炎症作用のあるファイトニュートリエントをたっぷり摂取しましょう。

4食分　290キロカロリー

- **ミックスサラダ（クレソンやルッコラなど葉もの野菜）**　100グラム
- **チコリー（白または赤）**　2個（根元を落として千切りにしておく）
- **チェリートマト**　100グラム（半分に切っておく）
- **ピーマン（黄色またはオレンジ）**　1個（種を取って薄切りにしておく）
- **ビーツ（水煮、味つけされていないもの）**　2個（2センチくらいの幅に切っておく）
- **ミックスシード**　大さじ2（ローストしておく、240ページ参照）

ナッツのドレッシング用

- **ヘーゼルナッツ**　25グラム（みじん切りにしておく）
- **パセリ（生）**　10グラム（みじん切りにしておく）
- **リンゴ酢**　大さじ2
- **エクストラバージンオリーブオイル**　大さじ6

1 ミックスサラダ、チコリー、チェリートマト、ピーマンを大きめのボウルに入れ、軽く混ぜ合わせる。ビーツとミックスシードを散らす。

2 ドレッシングを作る。ナッツ、パセリ、リンゴ酢、オリーブオイルを小さなボウルに入れる。フレーク海塩ひとつまみとたっぷりの挽きたて黒コショウを加え、かき混ぜる。食べるときにサラダにかける。

ひよこ豆のペースト

ボリューミーでおいしいサイドメニューです。安眠を助ける食物繊維もたっぷり摂れます。肉や魚のグリルやロースト、地中海野菜のローストやナスのグリルと一緒に食べましょう。

2食分　350キロカロリー

- **エクストラバージンオリーブオイル**　大さじ3
- **玉ねぎ**　1個（皮をむいてみじん切りにしておく）
- **にんにく**　1片（皮をむいてつぶしておく）
- **オーガニックのひよこ豆（缶詰）**　400グラム入り1缶
- **ローズマリー（生）**　小さじ1（みじん切りにしておく）

● **白ワインまたは水**　100ミリリットル（小さなグラス1杯程度）

1 鍋にオリーブオイルを熱し、玉ねぎを入れ、混ぜながらしんなりするまで弱火で5分ほど炒める。にんにくを加え、炒め合わせる。

2 ひよこ豆と缶の汁を鍋に入れ、ローズマリーとワイン（または水）を加え、煮立たせる。ときどき混ぜながら、5分ほど煮る。

3 火からおろし、ハンドミキサーでなめらかになるまでかくはんする。フレーク海塩と挽きたて黒コショウで味をととのえ、オリーブオイルを振りかける（好みで）。

ほうれん草のガーリックヨーグルトあえ

口あたりなめらかなほうれん草を、クリーミーな高脂肪ヨーグルトであえました。魚、野菜、肉、カレーなど、いろんな料理に合う一品です。

2食分　220キロカロリー

● **エクストラバージンオリーブオイル**　大さじ2

- **にんにく（小）** 1片（皮をむいてつぶしておく）
- **ベビーほうれん草** 100グラム
- **高脂肪のギリシャ・ヨーグルトまたは植物性ヨーグルト** 150グラム
- **高脂肪乳または植物性ミルク** 大さじ2
- **スマック（中近東の香辛料）**または**クミンシード（ロースト）** ひとつまみ（ヒントを参照）

1 大きめの鍋にオリーブオイル大さじ1½を熱し、にんにくを加え、弱火で20〜30秒炒める。ときどき混ぜながら、にんにくが柔らかくなるまで（焦げないように）炒める。

2 ほうれん草を入れ、しんなりするまで2分ほど炒め合わせる。ボウルに盛りつけ、15分ほど冷ます。

3 ほうれん草が冷めたら、ヨーグルトとミルクを加える。フレーク海塩ひとつまみとたっぷりの挽きたて黒コショウをまぶし、よく混ぜ合わせる。

4 残りのオリーブオイルを振りかけ、スマックまたはクミンシードを振りかける。

調理のヒント クミンシードは油をひいていないフライパンに入れ、混ぜながら中火で1〜2分ほど炒めると、香りも引き立ちます。

おやつ

甘味料や砂糖がたっぷり入った加工食品やスナックは、繊細な微生物叢の働きを弱めてしまうので、極力避けましょう。せっかく健康的な食事をしていても、体に悪いおやつを食べると、効果は一気に台無しになりかねません。

ここで紹介するおやつは、砂糖を一切使いません。代わりにフルーツを使い、ハチミツやメープルシロップで甘みをプラスしています。

フルーツはビタミンや食物繊維が豊富で、抗酸化物質、抗炎症作用のある成分など、さまざまな化合物もたくさん含んでいます。栄養素は皮の周辺に集中しているので、できるだけまるごと食べるようにしましょう。

毎日、食後にフルーツを少し食べれば、血糖値の急上昇が起こりにくいといわれています。ベリー類やリンゴ、梨など低糖のフルーツがベストですが、野菜と同じで、いろんな種類を食べるようにしましょう。

ドーセット・アップルケーキ

おいしくて風味豊かなケーキ。イギリス南西部ドーセット地方の伝統的なアップルケーキのレシピを、お腹にやさしいものにアレンジしました。

12切れ 265キロカロリー

- **生食用リンゴ（中）** 2個
- **レモン汁** 大さじ1
- **シナモンパウダー** 小さじ1
- **卵（大）** 3個
- **バター** 150グラム（溶かしておく）
- **アーモンドパウダー** 200グラム
- **ブラウン・セルフレイジングフラワー** 50グラム
- **ナツメヤシ（大粒で種なしソフトタイプのもの）** 100グラム（細かく切っておく）
- **バニラエッセンス** 小さじ1
- **ベーキングパウダー** 小さじ1
- **アーモンドフレーク** 20グラム

バナナとクルミクランチのトースト

1 オーブンを190度に予熱する。底が外せる直径23センチのケーキ型に油を塗り、クッキングシートを敷いておく。

2 リンゴの芯を取り除き、くし形に12等分する（皮はむかないこと）。中くらいのボウルに入れ、レモン汁とシナモンを振りかける。

3 卵、バター、アーモンドパウダー、セルフレイジングフラワー、ナツメヤシ（半量）、バニラエッセンス、ベーキングパウダーをフードプロセッサーに入れてかくはんする。なめらかになったら、残りのナツメヤシも加える。

4 3の生地を型に流し、ならす。その上に、円を描くように隙間なくリンゴを並べる。オーブンで25分焼く。

5 オーブンから取り出し、アーモンドフレークを散らし、生地に火が通り、リンゴがしんなりしてアーモンドに焼き色がつくまで、さらに12～15分焼く。

6 30分ほど冷ましてから型から外す。ケーキは薄くカットする。

食後に物足りないときは、この簡単でヘルシーなおやつがおすすめです。

1食分 325キロカロリー

- **クルミ** ひとつかみ（約20グラム、粗みじん切りにしておく）
- **シード入りサワードウ・ブレッド** 薄切り1切れ
- **高脂肪のソフトチーズ（クリームチーズなど）** 20グラム（約大さじ1）
- **バナナ（小）** 1本（皮をむいて薄切りにしておく）
- （好みで）**シナモンパウダー** ひとつまみ

1 クルミを油をひいていないフライパンに入れ、中火にかける。ときどき混ぜながら、クルミが温まり、軽く焼き色がつくまで2～3分煎る。

2 そのあいだに、サワードウ・ブレッドをトーストし、ソフトチーズを塗っておく。

3 薄く切ったバナナと**1**のクルミをトーストの上に散らし、シナモンパウダーを振りかける（好みで）。

ズッキーニとオレンジとアプリコットのケーキ

オレンジの風味がさわやかで、糖分をかなり控えた、おいしくて微生物叢も喜ぶケーキです。ブラウニーのように小さくカットして食べましょう。

20切れ分　145キロカロリー

- **ココナッツオイル**　100グラム（溶かしておく、型に塗る分も用意する）
- **卵（中）**　4個
- **ドライアプリコット（そのまま食べられるもの）**　150グラム（ざく切りにしておく）
- **バニラエッセンス**　小さじ2
- **ズッキーニ（小）**　2本（約250グラム、端を落としてすりおろしておく）
- **ブラウン・セルフレイジングフラワー**　100グラム
- **アーモンドパウダー**　150グラム
- **ミックススパイス**　小さじ1
- **ベーキングパウダー**　小さじ1½
- **細かくおろしたオレンジの皮**　1個分
- **しょうがのシロップ漬け**　3個（水気を切ってみじん切りにしておく）

1 オーブンを180度に予熱する。底が取り外せるスクエアケーキ型にココナッツオイルを塗り、クッキングシートを敷いておく。

2 卵、アプリコット、溶かしたココナッツオイル、バニラエッセンスを大きめのボウルに入れ、ハンドミキサー（またはフードプロセッサー）でかくはんする。アプリコットが細かくなり、卵が白くなるまで混ぜたら、すりおろしたズッキーニを半量加え、レイジングフラワー、アーモンドパウダー、ミックススパイスも入れ、再びかくはんする。

3 オレンジの皮とズッキーニの残り、しょうがのシロップ漬けを加える。

4 型にスプーンで流し入れ、ならす。生地がふくらみ、焼き色がついて固い手触りになるまで30～35分焼く。

5 10分ほどおき、網の上にひっくり返して冷ます。小さな四角にカットする。

調理のヒント アルミホイルに包んで保存すれば、2～3日はもちます。余りそうなときは冷凍しておくといいでしょう。

ナッツとベリーのクランチ

ヘルシーなベリーとナッツを、食物繊維豊富な全粒粉とミックス。高脂肪のクレームフレーシュやプロバイオティクスのギリシャ・ヨーグルトと一緒に食べましょう。

5食分 230キロカロリー

- **冷凍ベリー**または**新鮮なミックスベリー**　500グラム
- **ドライアプリコット（そのまま食べられるもの）**　50グラム（細かく切っておく）
- **ハチミツ**　大さじ1

トッピング用

- **バター**または**ココナッツオイル**　40グラム
- **全粒粉**　40グラム
- **ジャンボオーツ**　40グラム
- **アーモンドフレーク**　40グラム
- **シナモンパウダー**　小さじ½

1 オーブンを200度に予熱する。

2 冷凍または新鮮なベリーを浅めのパイ皿（容量1リットル）に並べ、水大さじ4～5杯とアプリコットとハチミツを加えて混ぜ合わせる。

3 トッピングを作る。大きめのボウルに、バターまたはココナッツオイルと全粒粉、オーツ、アーモンドフレーク、シナモンパウダー、塩をひとつまみ入れ、よく混ぜ合わせる。フルーツの上にまぶす。

4 パイ皿をオーブン用トレイに置き、フルーツが温まり、トッピングに軽く焼き色がつくまで30～40分焼く。

調理のヒント ベリーはイチゴが入ったものにすると、自然な甘みが出るでしょう。

発酵野菜

発酵野菜は、おいしくて、リーズナブルで、簡単に作ることができます。甘辛い風味の、プロバイオティクスが豊富な発酵野菜は、近年ますます人気が高まっています。特に自家製の発酵野菜は、種類や味を楽しめるだけでなく、スーパーで手に入るどんな食材よりも、体にいい微生物がたくさん含まれています。ぜひ、いろんな野菜や調味料の組み合わせを試してみてください。

冷蔵庫をカラフルな野菜の瓶でいっぱいにしましょう。お腹の微生物叢が落ち着くまでは、ガスがたまりやすくなるので、最初からたくさん食べないように。免疫力が弱まっているときは、摂取には注意が必要です。発酵食品を避けたほうがいい場合もあります。

保存する瓶は清潔に保ちましょう。といっても除菌はしないこと。発酵に必要な酸や塩分を好む菌を別にして、塩はほとんどの菌を死滅させてしまいます。使う野菜は、オーガニックのものがベストです。

ここではカロリーの記載はありません。なんといっても発酵食品は「フリー」な食べ物ですから。

赤玉ねぎピクルス

我が家の定番ピクルスです。ジューシーで甘みも塩味もある赤玉ねぎのシャキシャキした歯ざわりと風味は、どんな食事にも合います。ただの酢漬けではなく、ちゃんと発酵した食品なので、おいしいだけでなく微生物叢をパワーアップしてくれるでしょう。

- **ビーツ（小）**　¼個
- **オーガニックの赤玉ねぎ（大）**　2個（皮をむいて薄めの輪切りにし、リング状にほぐしておく）
- **フレーク海塩**　小さじ3
- **しっかりふたのできる瓶**　容量500ミリリットルのもの1個（きれいに洗っておく）
- **コリアンダーシード**　ひとつまみ
- **コショウの実**　小さじ½

1 ビーツをおろし器で細くおろし、ボウルに入れる。赤玉ねぎと塩を何回かに分けて重ねる。

2 手を使って（手に色がつかないよう手袋をしてもよい）赤玉ねぎとビーツに塩をもみ込む。水気が出てくるまで、30分から2時間ほどおく。

3 コリアンダーとコショウの実を振りかけながら、赤玉ねぎとビーツを瓶にきっちりと詰めていく。いっぱいになったら、残った汁も注ぎ入れる。麺棒やスプーンの柄などの棒状のものを使って、野菜を瓶に押し込んで空気を抜き、しっかりと液に漬け込む。野菜が漬けきらない場合は、瓶の口から1・5～2センチ下くらいになるまで、フィルターを通した水（塩素を含まない水）を大さじ1ずつ足していく。

4 ふたをしっかりと閉め、室温で5～10日ほど貯蔵する。1日に数回、ガスを抜く。とくに漬けた日は、野菜を押し込みながら、空気の泡が表面に出るように「バーピング（げっぷ）」させる。冷蔵庫に入れて発酵のスピードを落とすと、2～3カ月はもつ。かびっぽい部分や黒ずんだ部分は取り除き、嫌なにおいがするようになったら処分すること。通常は、イーストのような少し甘酸っぱい香りがする。

フェンネルと玉ねぎ

プレバイオティクスの代表格である2種類の野菜を、微生物叢もよろこぶ効能を活かして組み合わせました。

- **フェンネル・バルブ（根元部分）** 2個（薄切りにしておく）
- **玉ねぎ（中）** 2個（薄切りにしておく）
- **フレーク海塩（マルドンなど）** 小さじ2
- **しっかりふたのできる瓶** 容量500ミリリットルのもの1個（きれいに洗っておく）

● **黒コショウの実**　小さじ1
● **粗挽き唐辛子フレーク**　小さじ½〜1

1 フェンネルと玉ねぎを大きなボウルに入れ、フレーク海塩を手でもみこむ。水気が出てくるまで30分から2時間ほどおく。

2 野菜を瓶にきっちりと詰めていく。残った汁も注ぎ入れる。麺棒やスプーンの柄などの棒状のものを使って、野菜を瓶に押し込んで空気を抜き、しっかりと液に漬け込む。野菜が漬けきらない場合は、瓶の口から1・5〜2センチ下くらいになるまで、フィルターを通した水（塩素を含まない水）を大さじ1ずつ足していく。

3 黒コショウの実と唐辛子を加え、ふたをきっちりと閉める。室温で5〜10日ほど貯蔵する。1日に数回、ガスを抜く。とくに漬けた日は、野菜を押し込みながら、空気の泡が表面に出るように「バーピング（げっぷ）」させる。冷蔵庫に入れて発酵のスピードを落とすと、2〜3カ月はもつ。かびっぽい部分や黒ずんだ部分は取り除き、嫌なにおいがするようになったら処分すること。通常は、イーストのような少し甘酸っぱい香りがする。

付録 エクササイズ

抵抗運動

ほとんどの人は、30歳を過ぎた頃から筋肉量が減少しはじめる。運動量の多い人であれば、10年ごとに筋肉量の5％が失われていくという。筋肉量が多いと、体つきがたくましくなるだけでなく、より多くのカロリーを消費でき、より熟睡しやすくなる。いいことずくめだ。筋肉を落とさないための最もいい方法は、ウェイトトレーニングか抵抗運動をすることだ。わたしも「ファスト・ストレングス」と名づけたエクササイズをほぼ毎朝行っている。上半身のエクササイズ（腕立て伏せ、三頭筋ディップス）、脚のエクササイズ（スクワット、ランジ）、腹筋のエクササイズ（クランチ、プランク）の6つのエクササイズを組み合わせたものだ。10秒の休憩を挟みながらそれぞれ30秒ずつ行う。何セットか行ってもいいだろう。

腕立て伏せ　うつぶせになり、手のひらを肩の下について腕を立て、足の親指のつけ根で床を押す。体をまっすぐに保つ。肘《ひじ》が床と直角になるまで体を下ろし、元の姿勢に戻す。きついと感じるときは、膝をついて行ってもいいだろう。

スクワット　足を開いて立つ。かかとの上に体重を乗せるようにして、お尻を落とす。背中が曲がらないよう注意する。脛《すね》が床と直角になる（椅子に座るイメージ）ところまできたら、背中をまっすぐにしたまま元の姿勢に戻す。スクワットは面積の広い筋肉に働きかけるエクササイズだ。負荷をかければ、よりハードになる。

クランチ　膝を曲げて仰向けに横になる。足の裏を床につけ、手を頭の横に添える。下半身が浮かないように、上半身を上に向かって丸める。このとき、顎《あご》は胸につけるようにする。肩と背中の上半分が床から離れたら、元の姿勢に戻す。

プランク　床にうつぶせになり、腕とつま先で体を支え、頭からつま先までがまっすぐになるようにする。お腹の辺りが反ったり曲がったりしないよう注意する。お尻を締めながら、限界まで姿勢を保つ。無理して腰に痛みが出ないようにすること。

ランジ　背中をまっすぐにして、肩幅に足を開く。両膝が床と直角になるまで曲げながら（上半身はまっすぐ保ったまま）、片足を前に出す。元の姿勢にもどす。反対側の足でも同じ動作を繰り返す。

三頭筋ディップス　ベンチや椅子の前に、後ろ向きに立つ。手のひらを座面に置き、腰はまっすぐにしたまま膝を直角に曲げる。肘が直角になるまで体を落とし、お尻を床へと沈める。腕の力を使って姿勢を元に戻す。

ハードな有酸素運動

一般的には、中程度の有酸素運動（ウォーキング、水泳、芝刈りなど）なら週に最低150分、激しい有酸素運動（ランニング、サイクリング、ダンスなど）なら最低75分行うことが推奨されている。

わたしの場合は、たっぷり早歩き（1日に30分以上を目標に）して、どこに行くのも自転車を使うようにしている。

それに加えて、週に3回、「HIIT（高強度インターバルトレーニング）」を行っている。このワークアウトは短時間で心拍数を上げるために考案されたもので、さまざまな効果が証明されている（詳しくはthefast800.comを参照のこと）。

ＨＩＩＴは家でもできるが、初めてのときは、ジムなどトレーナーがいる環境で行うのがベストだろう。何か薬を飲んでいる場合は、ほかのエクササイズと同様、医師に相談してから始めることをお勧めする。

マイケルのＨＩＩＴコース

わたしのＨＩＩＴは、エアロバイクの全力漕《こ》ぎ20秒×3回のセットを週に3回というものだ。このコースは、ある程度体を鍛えてから行ってほしい。そこまで体力がないという人は、10秒間のエクササイズを繰り返すのを、週に2回行うことから始めよう。数週間続けるうちに、コースがこなせるようになるはずだ。

1 エアロバイクに乗り、軽い負荷をかけ、数分間ゆっくりと漕いでウォーミングアップする。太ももの筋肉を意識しよう。

2 ウォーミングアップできたらスピードアップし、負荷を一気に上げる。どの程度の負荷をかけるかは、筋力や体力に合わせて決める。15秒漕いできついと感じる程度の負荷をかけること。

3 15秒漕いでみても、無理なく同じペースを保てるようなら、負荷が足りない。反対に、もう続けられないほどきつい場合は、負荷が強すぎる。実際にやってみて調整するしかない。筋肉がついてきたら、耐えられる負荷も大きくなるはずだ。漕ぐスピードではなく、十分負荷を感じられるかどうかを意識しよう。

4 1回目の全力漕ぎが終わったら、負荷を落として数分間、ゆっくり漕ぎ、呼吸を落ち着かせる。

5 さらに2セット行う。

6 最後に数分間、ゆっくり漕いで心拍数や血圧を通常時まで戻し、バイクから降りる。ひとおり行っても、10分もかからない。

謝辞

この本の原書のためにチャーミングでユーモアあふれる挿絵を描いてくれた、姪のエミリーに感謝を。いまもわたしを笑顔にしてくれているよ！　自分の睡眠のことを話してくださった皆さん、知識や助言を授けてくださった専門家の方々にも感謝を。そして、最初の著書『週2日ゆる断食ダイエット』（幻冬舎）のときから、全力でサポートしてくれているアウレアとレベッカに心からの感謝を。

https://www.ncbi.nlm.nih.gov/pubmed/31584958

65 Effects of probiotics on cognitive reactivity, mood, and sleep quality. *Front Psychiatry*, 2019. https://www.ncbi.nlm.nih.gov/pmc/articles/PMC6445894

66 Ten-hour time-restricted eating reduces weight, blood pressure, and atherogenic lipids in patients with metabolic syndrome. *ScienceDirect*, 2010. https://www.sciencedirect.com/science/article/pii/S1550413119306114

67 Treatment of chronic insomnia by restriction of time in bed. *Sleep*, 1987. https://www.ncbi.nlm.nih.gov/pubmed/3563247

68 The evidence base of sleep restriction therapy for treating insomnia disorder. *Sleep Medicine Reviews*, 2014. https://www.ncbi.nlm.nih.gov/pubmed/24629826

69 Meta-analysis of the antidepressant effects of acute sleep deprivation. *J of Clinical Psychiatry*, 2017. https://www.ncbi.nlm.nih.gov/pubmed/28937707

70 Exercise to improve sleep in insomnia: exploration of the bidirectional effects. *J of Clinical Sleep Medicine*, 2013. https://www.ncbi.nlm.nih.gov/pmc/articles/PMC3716674

71 Experimental 'jet lag' inhibits adult neurogenesis and produces long-term cognitive deficits in female hamsters. *PLoS One*, 2010. https://journals.plos.org/plosone/article?id=10.1371/journal.pone.0015267

72 Melatonin for the prevention and treatment of jet lag. *Cochrane*, 2002. https://www.cochranelibrary.com/cdsr/doi/10.1002/14651858.CD001520/full

73 Using the Argonne diet in jet lag prevention. *Military Medicine*, 2002. https://www.ncbi.nlm.nih.gov/pubmed/12099077

74 Common sleep disorders increase risk of motor vehicle crashes and adverse health outcomes in firefighters. *J of Clinical Sleep Medicine*, 2015. http://jcsm.aasm.org/ViewAbstract.aspx?pid=29921

75 Sleep disorders, health, and safety in police officers. *JAMA*, 2011. https://jamanetwork.com/journals/jama/fullarticle/1104746

76 Optimal shift duration and sequence. *American J of Public Health*, 2007. https://www.ncbi.nlm.nih.gov/pmc/articles/PMC1854972

77 Workplace interventions to promote sleep health and an alert, healthy workforce. *J of Clinical Sleep Medicine*, 2019. https://www.ncbi.nlm.nih.gov/pmc/articles/PMC6457507

78 The impact of sleep timing and bright light exposure on attentional impairment during night work. *J of Biological Rhythms*, 2008. https://pubmed.ncbi.nlm.nih.gov/18663241-the-impact-of-sleep-timing-and-bright-light-exposure-on-attentional-impairment-during-night-work

79 Does modifying the timing of meal intake improve cardiovascular risk factors? *BMJ Open*. https://bmjopen.bmj.com/content/8/3/e020396

80 Shift work, role overload, and the transition to parenthood. *Wiley Online*, 2007. https://onlinelibrary.wiley.com/doi/full/10.1111/j.1741-3737.2006.00349.x

81 Modafinil for excessive sleepiness associated with chronic shift work sleep disorder. *Prim Care Companion J Clin Psych*, 2007. https://www.ncbi.nlm.nih.gov/pmc/articles/PMC1911168

82 Modafinil increases the latency of response in the Hayling Sentence Completion Test in healthy volunteers. *PLoS One*. https://journals.plos.org/plosone/article?id=10.1371/journal.pone.0110639

43 This is when successful people wake up. *HuffPost.* https://www.huffpost.com/entry/this-is-when-successful-people-wake-up_b_596d17a3e4b0376db8b65a1a

44 The effect of resistance exercise on sleep. *Sleep Medicine Reviews*, 2018. https://www.sciencedirect.com/science/article/abs/pii/S1087079216301526

45 Effect of breakfast on weight and energy intake: Systematic review and meta-analysis of randomised controlled trials. *BMJ*, 2019. https://www.bmj.com/content/364/bmj.l42

46 Fiber and saturated fat are associated with sleep arousals and slow wave sleep. *J of Clinical Sleep Medicine*, 2016. https://jcsm.aasm.org/ViewAbstract.aspx?pid=30412

47 Effects of diet on sleep quality. *Advances in Nutrition*, 2016. https://www.ncbi.nlm.nih.gov/pmc/articles/PMC5015038

48 A randomised controlled trial of dietary improvement for adults with major depression (the 'SMILES' trial). *BMC Medicine*, 2017. https://bmcmedicine.biomedcentral.com/articles/10.1186/s12916-017-0791-y

49 Gut microbiome diversity is associated with sleep physiology in humans. *PLoS One*, 2019. https://www.ncbi.nlm.nih.gov/pubmed/31589627

50 Effects of a tart cherry juice beverage on the sleep of older adults with insomnia. *J of Medicinal Food*, 2010. https://www.liebertpub.com/doi/abs/10.1089/jmf.2009.0096

51 Effect of kiwifruit consumption on sleep quality in adults with sleep problems. *Asia Pacific J of Clinical Nutrition*, 2011. https://www.ncbi.nlm.nih.gov/pubmed/21669584

52 Sweet dreams are made of cheese. *Scitable*, 2013. https://www.nature.com/scitable/blog/mind-read/sweet_dreams_are_made_of

53 Primary prevention of cardiovascular disease with a Mediterranean diet. *New England J of Medicine*, 2013. https://www.nejm.org/doi/full/10.1056/NEJMoa1200303

54 Adherence to the Mediterranean diet is associated with better sleep quality in Italian adults. *Nutrients*, 2019. https://www.ncbi.nlm.nih.gov/pmc/articles/PMC6566275/

55 Mediterranean healthy eating, aging, and lifestyles (MEAL) study. *International J of Food Sciences and Nutrition*, 2017. https://www.ncbi.nlm.nih.gov/pubmed/27919168

56 Mediterranean diet pattern and sleep duration and insomnia symptoms in the Multi-Ethnic Study of Atherosclerosis. *Sleep*, 2018. https://www.ncbi.nlm.nih.gov/pmc/articles/PMC6231522/

57 Fiber and saturated fat are associated with sleep arousals and slow wave sleep. *Journal of Clinical Sleep Medicine*, 2016. https://jcsm.aasm.org/ViewAbstract.aspx?pid=30412

58 A randomised controlled trial of dietary improvement for adults with major depression (the 'SMILES' trial). *BMC Medicine*, 2017. https://bmcmedicine.biomedcentral.com/articles/10.1186/s12916-017-0791-y

59 Red meat consumption and mood anxiety disorders. *APA PsycNet*, 2012. https://psycnet.apa.org/record/2012-15003-012

60 A Mediterranean-style dietary intervention supplemented with fish oil improves diet quality and mental health in people with depression (HELFIMED). *Nutritional Neuroscience*, 2019. https://www.ncbi.nlm.nih.gov/pubmed/29215971

61 Scientists bust myth that our bodies have more bacteria than human cells. *Nature*, 2016. https://www.nature.com/news/scientists-bust-myth-that-our-bodies-have-more-bacteria-than-human-cells-1.19136

62 Gut microbiome diversity is associated with sleep physiology in humans. *PLoS One*, 2019. https://www.ncbi.nlm.nih.gov/pubmed/31589627

63 Enhancing influence of intranasal interleukin-6 on slow-wave activity and memory consolidation during sleep. *Faseb J*, 2009. https://www.fasebj.org/doi/10.1096/fj.08-122853

64 Association between maternal fermented food consumption and infant sleep duration. *PLoS One*, 2019.

Psychol, 2019. https://www.ncbi.nlm.nih.gov/pubmed/31157533

21 Long-term effects of pregnancy and childbirth on sleep satisfaction and duration of first-time and experienced mothers and fathers. *Sleep*, 2019. https://www.ncbi.nlm.nih.gov/pubmed/30649536

22 Menopause and sleep. *Sleep Foundation*. https://www.sleepfoundation.org/articles/menopause-and-sleep

23 Health related quality of life after combined hormone replacement therapy. *BMJ*, 2008. https://www.bmj.com/content/337/bmj.a1190.abstract

24 Physiological correlates of prolonged sleep deprivation in rats. *Science*, 1983. https://science.sciencemag.org/content/221/4606/182

25 The boy who stayed awake for 11 days. *BBC*, 2018. https://www.bbc.com/future/article/20180118-the-boy-who-stayed-awake-for-11-days

26 Night watch in one brain hemisphere during sleep associated with the first-night effect in humans. *Current Biology*, 2016. https://www.cell.com/current-biology/fulltext/S0960-9822(16)30174-9#%20

27 A rare mutation of B1-Adrenergic Receptor affects sleep/wake behaviors. *Neuron*, 2019. https://www.cell.com/neuron/fulltext/S0896-6273(19)30652-X

28 The dangers of doctors driving home. *Guardian*, 2016. https://www.theguardian.com/healthcare-network/2016/jul/26/two-in-five-doctors-fallen-asleep-wheel-night-shift

29 Acute sleep deprivation and culpable motor vehicle crash involvement. *Sleep*, 2018. https://www.ncbi.nlm.nih.gov/pubmed/30239905

30 Daylight savings time and myocardial infarction. *BMJ*, 2014. https://openheart.bmj.com/content/1/1/e000019

31 Spring forward at your own risk: Daylight saving time and fatal vehicle crashes. *American Economic J*, 2016. https://pubs.aeaweb.org/doi/pdfplus/10.1257/app.20140100

32 Sleepy punishers are harsh punishers: Daylight saving time and legal sentences. *APA PsycNet*, 2017. https://psycnet.apa.org/record/2017-06044-010

33 Effects of initiating moderate alcohol intake on cardiometabolic risk in adults with type 2 diabetes. *Ann Intern Med*, 2015. https://www.ncbi.nlm.nih.gov/pubmed/26458258

34 Beneficial effects of low alcohol exposure, but adverse effects of high alcohol intake on glymphatic function. *Open Access*, 2018. https://www.nature.com/articles/s41598-018-20424-y

35 Before-bedtime passive body heating by warm shower or bath to improve sleep. *Sleep Medicine Reviews*, 2019. https://www.sciencedirect.com/science/article/abs/pii/S1087079218301552?via%3Dihub

36 Can music help you calm down and sleep better? *Sleep Foundation*. https://www.sleepfoundation.org/articles/can-music-help-you-calm-down-and-sleep-better

37 The effects of bedtime writing on difficulty falling asleep: A polysomnographic study comparing to-do lists and completed activity lists. *J Exp Psychol Gen*, 2018. https://www.ncbi.nlm.nih.gov/pmc/articles/PMC5758411/

38 Insomnia: Pharmacologic therapy. *Am Fam Physician*, 2017. https://www.ncbi.nlm.nih.gov/pubmed/28671376

39 Australian public assessment report for melatonin. 2011. https://www.tga.gov.au/sites/default/files/auspar-circadin-110118.pdf

40 Circadin 2 mg prolonged-release tablets. https://www.medicines.org.uk/emc/product/2809/smpc

41 A systematic review of the effect of inhaled essential oils on sleep. *J Alt and Comp Medicine*, 2014. https://www.liebertpub.com/doi/10.1089/acm.2013.0311

42 Runner-up: Tim Cook, the technologist. *Time*, 2012. https://poy.time.com/2012/12/19/runner-up-tim-cook-the-technologist/2

参考文献

1 Prefrontal atrophy, disrupted NREM slow waves and impaired hippocampal-dependent memory in aging. *Nature Neuroscience*, 2013. https://www.ncbi.nlm.nih.gov/pubmed/23354332

2 The effects of partial sleep deprivation on energy balance. *Eur J Clin Nutr*, 2016. https://www.ncbi.nlm.nih.gov/pubmed/27804960

3 Acute sleep restriction increases dietary intake in preschool-age children. *J of Sleep Research*, 2015. https://onlinelibrary.wiley.com/doi/full/10.1111/jsr.12450

4 Associations between short sleep duration and central obesity in women. *Sleep*, 2010. https://www.ncbi.nlm.nih.gov/pubmed/20469801

5 The impact of sleep on female sexual response and behavior. *J of Sexual Medicine*, 2015. https://onlinelibrary.wiley.com/doi/full/10.1111/jsm.12858

6 Sex and sleep: perceptions of sex as a sleep promoting behavior in the general adult population. *Frontiers in Public Health*, 2019. https://www.frontiersin.org/articles/10.3389/fpubh.2019.00033/full

7 Validity, potential clinical utility and comparison of a consumer activity tracker and a research-grade activity tracker in insomnia disorder II: Outside the laboratory. *J of Sleep Research*, 2020. https://www.ncbi.nlm.nih.gov/pubmed/31680327

8 Gender and time for sleep among U.S. adults. *Am Sociol Rev*, 2013. https://www.ncbi.nlm.nih.gov/pmc/articles/PMC4164903

9 A marker for the end of adolescence. *Current Biology*, Vol 14. https://www.cell.com/current-biology/pdf/S0960-9822(04)00928-5.pdf

10 School start time change, sleep duration and driving accidents in highschool students. *Chest J*, 2019. https://journal.chestnet.org/article/S0012-3692(19)30482-9/fulltext

11 Resetting the late timing of 'night owls' has a positive impact on mental health and performance. *Sleep Medicine*, 2019. https://www.sciencedirect.com/science/article/abs/pii/S1389945719301388

12 Entrainment of the human circadian clock to the natural light-dark cycle. *Current Biology*, 2013. https://www.ncbi.nlm.nih.gov/pubmed/23910656

13 In short photoperiods, human sleep is biphasic. *J of Sleep Research*, 1992. https://www.ncbi.nlm.nih.gov/pubmed/10607034

14 Truck drivers should be routinely tested for sleep apnoea. *Guardian*, 2019. https://www.theguardian.com/society/2019/sep/30/truck-drivers-should-be-routinely-tested-for-sleep-apnoea

15 Lifestyle intervention with weight reduction; First-line treatment in mild obstructive sleep apnea. *AJRCCM*, 2019. https://www.atsjournals.org/doi/full/10.1164/rccm.200805-669OC

16 Why lack of sleep is bad for your health. *NHS*, 2018. https://www.nhs.uk/live-well/sleep-and-tiredness/why-lack-of-sleep-is-bad-for-your-health/

17 Sleep patterns and school performance of Korean adolescents assessed using a Korean version of the pediatric daytime sleepiness scale. *Korean J of Pediatrics*, 2011. https://www.ncbi.nlm.nih.gov/pmc/articles/PMC3040363

18 In US, 40% get less than recommended amount of sleep. *Wellbeing*, 2013. https://news.gallup.com/poll/166553/less-recommended-amount-sleep.aspx

19 The sleep habits of an Australian adult population. *Monash University*, 2015. https://www.sleephealthfoundation.org.au/pdfs/sleep-week/SHF%20Sleep%20Survey%20Report_2015_final.pdf

20 Associations of longitudinal sleep trajectories with risky sexual behavior during late adolescence. *Health*

著者

マイケル・モズリー　Dr. Michael Mosley

医師。テレビ・プロデューサー。オックスフォード大学卒業後、ロイヤルフリー病院メディカルスクール（現・ユニヴァーシティ・カレッジ・ロンドン医学部）に入学。医師資格を取得後、テレビ・プロデューサーとして英国放送協会（ＢＢＣ）に入局。ＢＢＣ、アメリカのディスカバリーチャンネルなどに向けて科学・歴史ドキュメンタリーを数多く制作し、エミー賞など数多くの賞を受賞。医学番組制作に貢献した功績で英国医師会により年間最優秀医学ジャーナリストに選ばれる。「The Fast 800」や『週２日ゆる断食ダイエット』（幻冬舎）などベストセラー多数。michaelmosley.co.uk

クレア・ベイリー　Dr. Clare Bailey

マイケル・モズリーの妻で、総合診療医。バッキンガムシャーの診療所にて食事の面から健康にアプローチし、血糖値や糖尿病のリスクを減らす先進的な取り組みを行っている。主な著書に「The 8-Week Blood Sugar Diet Recipe Book」「The Clever Guts Diet Recipe Book」「The Fast 800 Recipe Book」などがある。Twitter: @DrClareBailey

ジャスティーン・パティソン　Justine Pattison

イギリスにおける健康食レシピの第一人者として、数多くの料理本を出版し、いまやテレビやラジオでもおなじみの存在。人気雑誌、新聞、ウェブサイトにも寄稿している。www.justinepattison.com

訳者

井上麻衣　Mai Inoue

翻訳家。教育機関で国際交流の仕事に従事したのち、フリーランスの英語翻訳者となる。主な訳書に『トランジションマネジメント』（パンローリング）、『僕はガウディ』（井上舞名義／パイ インターナショナル）などがある。

装丁＋本文デザイン　KEISHODO GRAPHICS
校正　麦秋アートセンター

翻訳協力　リベル

4週間《しゅうかん》で誰《だれ》でも寝《ね》つきがよくなる

最《さい》速《そく》入《にゅう》眠《みん》プログラム

2021年2月5日　初版発行

著　者　マイケル・モズリー
訳　者　井上麻衣
発行者　小林圭太
発行所　株式会社 ＣＣＣメディアハウス
〒141－8205
東京都品川区上大崎3丁目1番1号
電話　販売　03-5436-5721
編集　03-5436-5735
http://books.cccmh.co.jp

印刷・製本　株式会社新藤慶昌堂

ISBN978-4-484-21101-5